Mühlhoff

MERKHILFEN FÜR FEUERWEHR UND RETTUNGSDIENST

99 Akronyme für den Einsatz

ecomed
SICHERHEIT

Bibliografische Informationen der deutschen Nationalbibliothek

Die Deutsche Nationalbibliothek verzeichnet diese Publikation in der Deutschen Nationalbibliografie; detaillierte bibliografische Daten sind im Internet über http://www.dnb.de abrufbar.

Bei der Herstellung des Werkes haben wir uns zukunftsbewusst für umweltverträgliche und wiederverwertbare Materialien entschieden. Der Inhalt ist auf chlorfrei gebleichtes Papier gedruckt.

Nachweis der Titelbilder auf Umschlagseite 1:
oben links: Hermann Kolinger, Pixabay
oben rechts: JamesRein, Pixabay
unten links: Gerhard G., Pixabay
unten rechts: René Fischer, Pixabay

ISBN 978-3-609-69524-2

E-Mail: kundenservice@ecomed-storck.de

Telefon: 089/2183–7922
Telefax: 089/2183–7620

1. Auflage 2022

www.ecomed-storck.de

Satz: Fotosatz Pfeifer, 82152 Krailling
Druck: Westermann Druck, Zwickau

Vorwort

Das breite und komplexe Aufgabengebiet der Feuerwehr und des Rettungsdienstes war Auslöser dafür, immer mehr mit Merkhilfen, sogenannten Akronymen, zu arbeiten. Bereits während meiner feuerwehrtechnischen Grundausbildung sowie meiner rettungsdienstlichen Ausbildung halfen mir einige Akronyme, einen „kühlen Kopf" zu bewahren. Aber auch darüber hinaus – während des alltäglichen Einsatzgeschäfts – helfen kleine Merkregeln und Schemata dabei, strukturiert vorzugehen, effizient und sicher zu arbeiten.

Es gibt eine Vielfalt an Fachliteratur und Lehrbüchern und überall werden andere Akronyme verwendet. Das hat mich dazu veranlasst, alle mir bekannten Merkregeln aus den Bereichen Feuerwehr und Rettungsdienst zusammenzustellen. Es ist jedem selbst überlassen, mit welchen Merkregeln er lernen und arbeiten möchte. Dafür gibt es keine Musterlösung. Auch ich selbst nutze nur eine gewisse Auswahl und habe meine persönlichen Favoriten, die mir die Arbeit allerdings oft erleichtern.

Diese Zusammenstellung ist nicht nur für hauptamtliche Kräfte von Berufs- oder Werkfeuerwehren gedacht, die sowohl in den Bereichen Feuerwehr als auch Rettungsdienst tätig sind, sondern kann auch getrennt voneinander betrachtet werden und soll so alle Kräfte von Feuerwehr und Rettungsdienst ansprechen – egal ob haupt- oder ehrenamtlich, Einsteiger, Fortgeschrittener oder Führungskraft mit langjähriger Erfahrung. Dieses Werk teilt sich in zwei Bereiche auf und ist so für alle Zielgruppen interessant. Oft liegen die Arbeiten von Feuerwehr und Rettungsdienst jedoch so nah beieinander, dass sich ein Blick in beide Teile lohnt.

Hinter dem Titel „Merkhilfen für Feuerwehr und Rettungsdienst – 99 Akronyme für den Einsatz" verbergen sich in der 1. Auflage 45 Merkhilfen aus dem Bereich Feuerwehr (blaue Buchseiten) und 54 im Bereich Rettungsdienst (rote Buchseiten). Gegliedert sind die Merkregeln in gebräuchliche Themengebiete.

Hinter jedem Kapitel finden sich teils mehrere Akronyme, Schemata und Merkregeln mit einer kurzen Einführung, Erläuterung und Beschreibung, wie sie zu verstehen und anzuwenden sind. Dabei werden die jeweiligen Themengebiete meist nur angeschnitten und nicht vollumfänglich behandelt.

Zum Teil gehen aus einzelnen Kapiteln Lehrmeinungen hervor, welche meist auf aktuelle Empfehlungen, einschlägige Fachliteratur, Dienstvorschriften und persönliche Erfahrungen zurückzuführen sind. Auf eine detaillierte Lehrmeinung zu dem jeweiligen Thema wird in diesem Werk bewusst verzichtet und auf entsprechende Fachliteratur verwiesen, um die Materie in der Tiefe zu behandeln. Merkhilfen und deren Beschreibung ersetzen keine ganzheitliche Ausbildung und dienen lediglich als Unterstützung in der Aus- und Fortbildung sowie als Gedankenstütze im Einsatz.

Im Text verwendete, nicht gängige Abkürzungen und Bezeichnungen sind mit einer Fußnote gekennzeichnet und werden am jeweiligen unteren Seitenrand erläutert oder direkt hinter dem Begriff in Klammern gesetzt.

Alle in diesem Werk genannten Merkregeln werden in einem Stichwortverzeichnis aufgelistet, was eine Suche nach einem expliziten Akronym ermöglicht.

Wo es mir möglich war, den Erfinder des Akronyms zu ermitteln, habe ich diesen in der jeweiligen Beschreibung erwähnt und teilweise weitere Informationen zu Ursprung und Hintergründen in einem Hinweisfeld gegeben.

Ich freue mich, diese Zusammenstellung mit Ihnen teilen zu dürfen, und wünsche erfolgreiche und sichere Einsätze.

Mein besonderer Dank gilt all denjenigen, die mich bei diesem Projekt unterstützt haben, mir ermöglicht haben, das Bildmaterial für dieses Werk anzufertigen oder zu nutzen und mir mit Rat und Tat zur Seite standen.

Nieste, April 2022 Tobias Mühlhoff

Autor

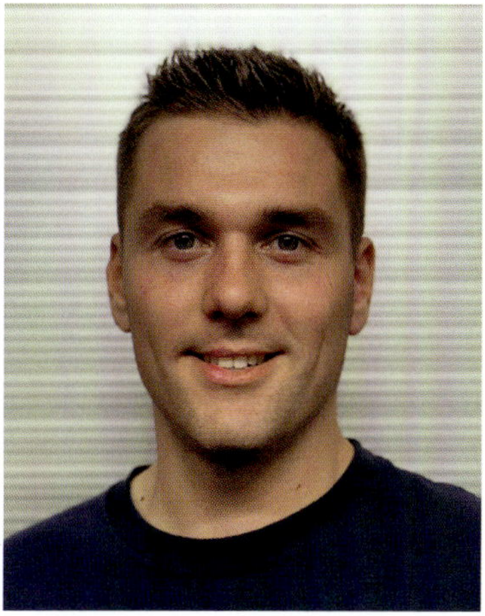

Tobias Mühlhoff

Tobias Mühlhoff, Jahrgang 1992; Feuerwehrbeamter und Notfallsanitäter; seit 2003 Freiwillige Feuerwehr Nieste, zunächst Jugendfeuerwehr, später Einsatzabteilung, diverse Lehrgänge auf Kreisebene und an der Hessischen Landesfeuerwehrschule in Kassel und Marburg; seit 2017 Berufsfeuerwehr Göttingen, abwehrender Brandschutz, Rettungsdienst und Leitstelle im mittleren feuerwehrtechnischen Dienst, Laufbahnprüfung an der Niedersächsischen Akademie für Brand- und Katastrophenschutz in Celle; Kreisausbilder und Instrukteur im Landkreis Kassel.

Inhalt

1 Grundtätigkeiten

1.1 Notruf

In allen 27 Mitgliedstaaten der Europäischen Union und sogar teilweise darüber hinaus erreicht man die Feuerwehr und auch den Rettungsdienst über die Notrufnummer 112. In einer integrierten Leitstelle einer mittleren Großstadt mit angrenzendem Landkreis wird der Notruf 112 nahezu fünfhundertmal täglich gewählt, um medizinische Notfälle, Feuer, Unfälle oder andere Hilfeleistungen zu melden.

5W-Fragen

WO genau ist der Notfallort?
Ort, Straße, Hausnummer, Objekt, Fahrtrichtung, Kilometer etc.

WAS ist passiert?
Feuer, Technische Hilfe, Medizinischer Notfall

WIE VIELE Verletzte/Geschädigte gibt es?
Ein oder mehrere Patienten?

WELCHE Art von Verletzungen haben sie?
Schnittwunde im Finger versus reanimationspflichtig (Beispiele)

WARTEN auf Rückfragen.
Der Disponent beendet das Gespräch.

Die altbekannten 5W-Fragen wurden zwar in der Realität längst durch die sogenannte Strukturierte Notrufabfrage (SNA) abgelöst, geben dem Anrufer jedoch noch immer einen guten Anhaltspunkt, welche Informationen für die Leitstelle am wichtigsten sind. Bei der Strukturierten Notrufabfrage (SNA) führt der Leitstellendisponent das Gespräch und leitet die Hilfeersuchenden in der Regel an. Die meisten Notrufe beginnen daher mit den Worten *„Notruf Feuerwehr und Rettungsdienst. Wo genau ist der Notfallort?“*. Ebenso wie bei den 5W-Fragen wird als Erstes nach dem Ort des Notfallgeschehens gefragt. Sollte das Gespräch wider Erwarten unterbrochen werden, kann die Leitstelle zumindest Hilfe losschicken. Nach den Einstiegsfragen folgen bei der Strukturierten Notrufabfrage (SNA) präzise Fragen zum jeweiligen Notfallgeschehen (Ereignisfragen). Nach der Hilfezusage, den Hilfestellungen und den Ausstiegsinformationen bekommt der Disponent im Idealfall einen – im Einsatzleitsystem hinterlegten – Vorschlag nach Alarm- und Ausrückeordnung (AAO). So wird gewährleistet, dass zum jeweiligen Einsatzstichwort die dafür benötigten und zuständigen Kräfte von Feuerwehr und Rettungsdienst fahren. Diese sollen unter Berücksichtigung des Erreichungsgrades innerhalb der vorgegebenen Hilfsfrist (je nach Bundesland unterschiedlich) am Einsatzort eintreffen.

1.2 Die Löschgruppe

In der Feuerwehrdienstvorschrift 3 – Einheiten im Lösch- und Hilfeleistungseinsatz – werden taktische Einheiten, entsprechend der Mannschaftsstärke, in selbstständigen Trupp, Staffel, Gruppe und Zug unterschieden. Die Gruppe hat eine Mannschaftsstärke von 1/8/9. Das heißt, es gibt einen Einheitsführer, in dem Fall einen Gruppenführer, und 8 Mitglieder der sogenannten Löschgruppe.

Sitzordnung

Neben einer Antreteordnung gibt es natürlich auch eine Sitzordnung auf dem Löschgruppenfahrzeug. Dabei sitzt der Gruppenführer in Fahrtrichtung vorne rechts, daneben auf dem Fahrersitz der Maschinist. Im hinteren Teil der Gruppenkabine sitzen entgegen der Fahrtrichtung Angriffstruppmann, Melder, Angriffstruppführer und in Fahrtrichtung der Wassertruppmann, Schlauchtruppmann, Schlauchtruppführer und Wassertruppführer. Die Truppführer sitzen hinter dem Maschinisten und können so während der Anfahrt zur Einsatzstelle besser mit dem Gruppenführer kommunizieren.

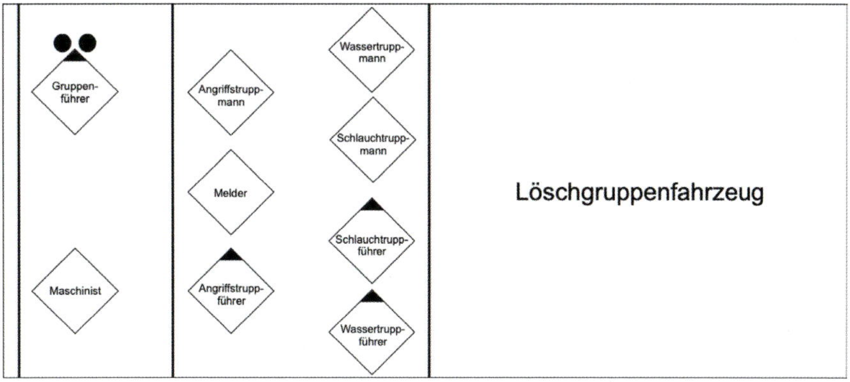

Abbildung 1: Schematische Sitzordnung mit Taktischen Zeichen in einem Löschgruppenfahrzeug nach Feuerwehrdienstvorschrift (Quelle: Mühlhoff, Nieste)

Um es nun besonders „Feuerwehrneulingen" – egal ob Jugendfeuerwehr, Quereinsteiger oder Anwärter – etwas leichter zu machen, gibt es einen Merksatz zur Sitzordnung in einem Löschgruppenfahrzeug.

„Alle meiden Atemgifte, Wasser sucht seinen Weg."

Alle – Angriffstruppmann
meiden – Melder
Atemgifte – Angriffstruppführer

Wasser – Wassertruppmann
sucht – Schlauchtruppmann
seinen – Schlauchtruppführer
Weg – Wassertruppführer

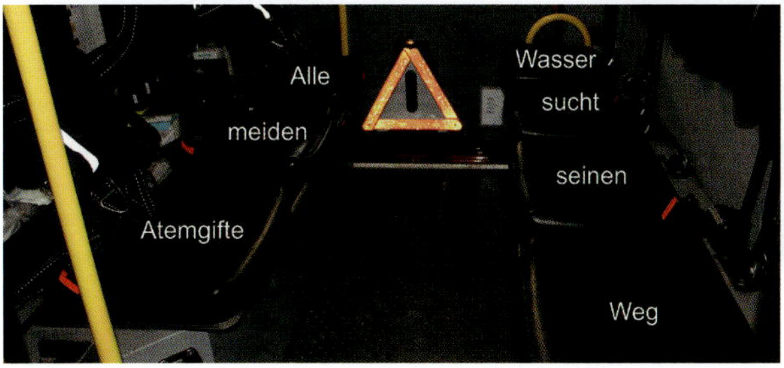

Abbildung 2: Projektion des Merksatzes auf die Mannschaftskabine eines Löschgruppenfahrzeugs (Quelle: Mühlhoff, Nieste)

1.3 Fahrzeugübernahme

Um die Einsatzfähigkeit der Fahrzeuge und Geräte zu gewährleisten, finden in regelmäßigen Abständen Fahrzeugübernahmen statt, bei den ehrenamtlichen Kräften in der Regel im Rahmen eines wöchentlichen Gerätedienstes, bei den hauptamtlichen Kräften meist bei der morgendlichen Übernahme der Dienst- bzw. Einsatzfahrzeuge. Dabei werden nicht nur Beladung und technisches Gerät kontrolliert, sondern auch das Fahrzeug selbst.

WOLKE-Schema

Das WOLKE-Schema kann dabei helfen, die wichtigsten Betriebsstoffe und sicherheitsrelevantesten Funktionen zu überprüfen.

W	**Wasser** (Kühlwasser, Scheibenwischwasser)
O	**Oel** (Motoröl, ggf. Hydrauliköl)
L	**Luft** (Reifenfülldruck, Vorratsdruck)
K	**Kraftstoff** (i.d.R. min. ¾ voll, je nach Dienstanweisung)
E	**Elektrizität** (Beleuchtung, Bremslichter etc.)

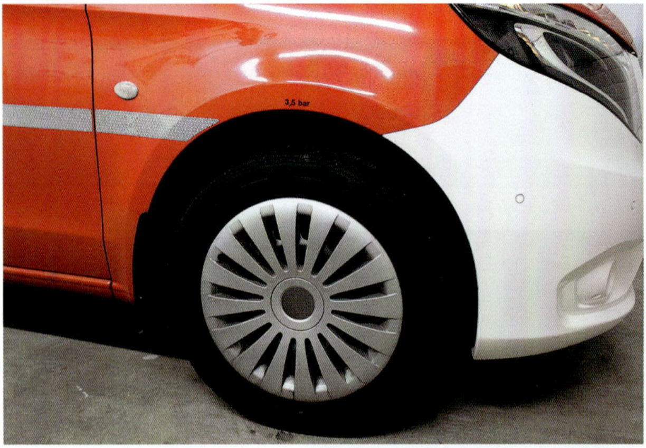

Abbildung 3: Bei Feuerwehrfahrzeugen steht der erforderliche Reifenfülldruck über dem Radkasten. Dieser ist in regelmäßigen Abständen zu kontrollieren. (Quelle: Mühlhoff, Nieste)

2 Gefahren- und Einsatzlehre

2.1 Gefahren an der Einsatzstelle

Die Feuerwehr kommt in der Regel dann zum Einsatz, wenn eine oder mehrere Gefahren bekämpft werden müssen, um schwerere Schäden abzuwenden und Personen zu helfen. Dazu müssen die Führungskräfte vor Ort binnen kürzester Zeit und meist unter hohem Stresslevel Entscheidungen treffen. Im Rahmen der Planungsphase des Führungsvorgangs muss erkannt werden, welche Gefahren für Menschen, Tiere, Umwelt und Sachwerte vorliegen, welche Gefahr zuerst und an welcher Stelle bekämpft werden muss, welche Möglichkeiten der Gefahrenabwehr es gibt und wie sich die Einsatzkräfte davor schützen müssen. Sicherlich kann man nahezu unendlich viele Gefahren auflisten und dabei immer mehr ins Detail gehen. Um jedoch in der Kürze der Zeit die wesentlichen Gefahren zu betrachten, soll die Gefahrenmatrix helfen.

4A-1C-4E und ABEV

Klassischerweise verwenden die meisten Landesfeuerwehrschulen das Modell 4A-1C-4E.

A	Atemgifte
A	Angstreaktion
A	Ausbreitung
A	Atomare Strahlung
C	Chemische Gefahren
E	Erkrankung/Verletzung
E	Explosion
E	Elektrizität
E	Einsturz/Absturz

Darüber hinaus lässt sich die Gefahrenmatrix mit dem ABEV-Schema ergänzen.

A	Absturz
B	Biologische Stoffe
E	Ertrinken
V	Verkehr

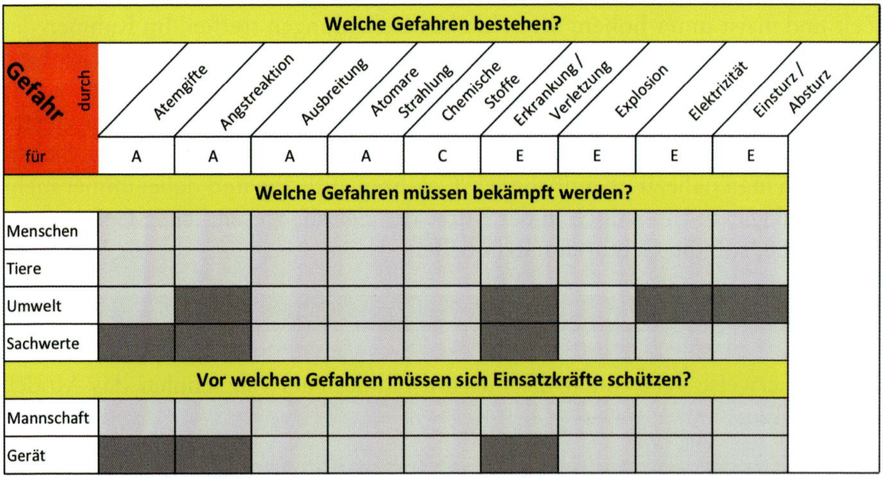

Abbildung 4: Gefahrenmatrix 4A-1C-4E (Quelle: Mühlhoff, Nieste)

5A-1B-1C-5E

Eine weitere Version, allerdings mit ähnlichem Inhalt, ist die Gefahrenmatrix nach Cimolino (5A-1B-1C-5E). Sie soll die Beachtung und Brisanz der einzelnen Gefahren verstärken.

A	Absturz
A	Angstreaktion/Panik
A	Atemgifte
A	Atomare Strahlung
A	Ausbreitung
B	Biologische Stoffe
C	Chemische Stoffe
E	Einsturz
E	Elektrizität
E	Erkrankung/Verletzung
E	Ertrinken/Wassergefahren
E	Explosion

Welche der genannten Versionen genutzt wird, obliegt jeder Führungskraft selbst. Wichtig ist ein stetiger Durchlauf des Führungsvorgangs mit wiederkehrender Kontrolle und Beurteilung der Lage.

2.2 Einsatzlehre

Ein Feuerwehreinsatz stellt uns vor die unterschiedlichsten Herausforderungen. Beispielsweise bei den Stichworten „Brand in Gebäude“ oder „Zimmerbrand“ wird oft bereits während der Anfahrt der „Einsatz mit Bereitstellung“ befohlen, eine Einsatzform nach Feuerwehrdienstvorschrift 3, die die Wasserentnahmestelle und die Lage des Verteilers beinhaltet. Nur Sekunden nach Ankunft an der Einsatzstelle müssen Entscheidungen über Fahrzeugaufstellung und Einsatztaktik getroffen werden. Dazu bedarf es einer strukturierten räumlichen Orientierung an der Einsatzstelle.

ORTEN-Schema

Das ORTEN-Schema, angelehnt an die vier Phasen der Erkundung, soll dabei helfen und hat das Ziel einer Befehlsgebung. Befehle werden vom Empfänger wiederholt, um sicherzustellen, dass diese auch richtig verstanden wurden.

O	Orientierungspunkt bestimmen und kommunizieren
R	Rundumseitenbenennung bei Rundumerkundung
T	Taktikvariante festlegen
E	Einsatzort deutlich befehlen
N	Nachfrage zum Verständnis

Erkundung

Handelt es sich, wie im Beispiel genannt, um einen Brandeinsatz, ist eine kurzfristige und schnelle Auskunft über das Einsatzobjekt (Gebäudeart, Zugänge, Nutzung etc.) unumgänglich.

GEBAEUDE und GAUBE

Die Schemata GEBAEUDE und GAUBE sollen eine strukturierte Informationsgewinnung für Einsatzleiter und Einheitsführer (auch Truppführer) erleichtern.

G	**Gebäudeart** (Etagen, Höhe, Breite)
E	**Erreichbarkeit** (des Hauses, der Personen, des Brandherdes)
B	**Benutzung** (Wohnhaus, Lager, Büro)
A	**Außenansicht** (zerstörte Fenster)
E	**Energie** (zum Beispiel Gastanks)
U	**Unterbereich** (Kellerfenster)
D	**Dach** (Form, Ausbau)
E	**Eingänge** (Hauseingang, Löschwassereinspeisungen)

Die einzelnen Bestandteile dieser Merkregel sind nahezu selbsterklärend. Je nach Einsatzszenario, ob Schwelbrand im Keller, Feuer auf dem Balkon, Essen auf dem Herd oder auch ein Hilfeleistungseinsatz, können andere Schwerpunkte gesetzt werden und beispielsweise die Energieversorgung oder Benutzung des Gebäudes berücksichtigt oder auch vernachlässigt werden.

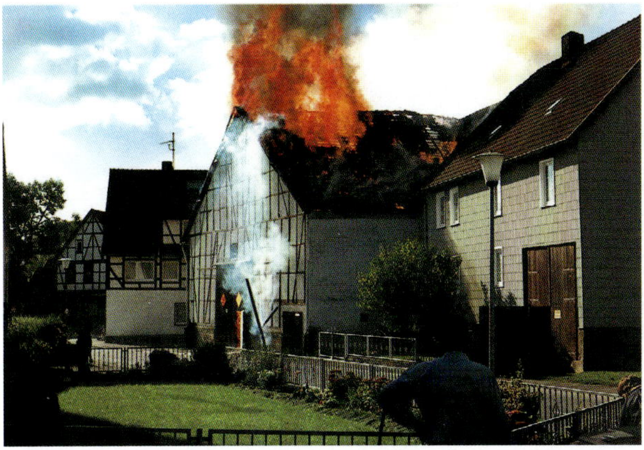

Abbildung 5:
Fachwerk: Besondere Gefahrensituation beim Brand in einem Gebäude (Quelle: H. Klinge, Calden-Ehrsten)

Das GAUBE-Schema hat das Ziel der Informationsgewinnung über ein Gebäude. Hier wird unter dem Punkt „zeitlicher Ursprung“ explizit auf das Baujahr und mögliche Modernisierungen hingewiesen.

G	**Größe des Gebäudes** (Einsatzbreite, Einsatztiefe etc.)
A	**Art der Bauweise**
U	**Ursprung** (zeitlich)
B	**Benutzung des Gebäudes**
E	**Energieversorgung**

Vor allem bei Bauten ab 1960 wurden vermehrt Wärmedämmverbundsysteme (WDVS), wie Polystyrol, Mineralwolle oder auch Holzfaser, zum Dämmen von Außenwänden verbaut. Diese zeigen für uns als Feuerwehr ein unterschiedliches Brandverhalten bei modernen Häusern im Vergleich zu Altbauten. Auch Photovoltaik-Anlagen stellen uns in Bezug auf die Zugänglichkeit und Brandbekämpfung (u.a. Sicherheitsabstände zu elektrischen Anlagen nach DIN VDE 0132) vor besondere Herausforderungen.

3 Führungslehre

3.1 Führbarkeit von taktischen Einheiten

Bei der Feuerwehr unterscheidet man die unterschiedlichen Taktischen Einheiten Trupp, Staffel, Gruppe, Zug und Verband. Dabei ist insbesondere oberhalb der Zugebene die genaue Stärke einer Taktischen Einheit nicht festgelegt.

2–5-Regel

Als Faustregel zur Führbarkeit von taktischen Einheiten kann die 2–5 Regel genutzt werden. Diese besagt, dass 2 taktische Einheiten immer von einer Führungskraft geführt werden. 2 bis 5 taktische Einheiten können von einer Führungskraft allein, aber auch von einer übergeordneten Führungskraft mit sogenannten Unterführern geführt werden. Mehr als 5 taktische Einheiten müssen auf mehrere Unterführer aufgeteilt werden, welche von einer übergeordneten Führungskraft geführt werden.

2	taktische Einheiten
2–5	taktische Einheiten
5	taktische Einheiten

Zur Verdeutlichung hier im Beispiel der Einsatz von 4 Löschgruppen, beispielsweise bei einem Zimmerbrand mit Menschenrettung.

Beispiel: Einsatz von 4 Löschgruppen
Variante 1: Einsatz aller Löschgruppen unter der Führung eines Zugführers
Variante 2: Bildung von 2 Zügen mit jeweils 2 Gruppen unter einer Verbandsführung

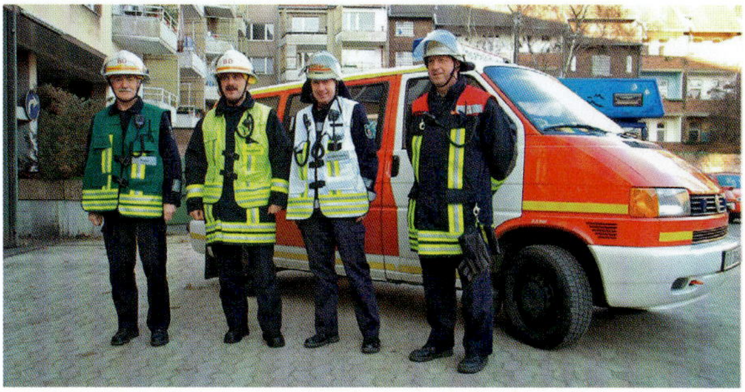

Abbildung 6: Führungskräfte verschiedener Ebenen mit flexibler Funktionskennzeichnung mit Westen bzw. Kollern (Quelle: Graeger)

3.2 Kommunikation

Egal ob Feuerwehr oder Rettungsdienst, an der Einsatzstelle kommunizieren die Kräfte in der Regel über Funk mit der jeweiligen Leitstelle oder auch untereinander. Je größer eine Einsatzstelle wird, desto mehr Funkkontakt gibt es. Meist werden dann Abschnitte gebildet und unterschiedliche Rufgruppen verwendet.

KPG-Schema

Dennoch gilt für Funksprüche der Grundsatz *„So viel wie nötig, so kurz wie möglich"* bzw. das KPG-Schema.

K	Kurz
P	Präzise
G	Geistreich

Lagemeldung

Für strukturierte Rückmeldungen an die Leitstelle oder die zu informierende Führungskraft kann das MELDEN-Schema genutzt werden.

MELDEN-Schema

Es soll helfen, sich auf die wesentlichen und in dem Moment wichtigsten Informationen zu beschränken.

Meldender (Funkrufname/Funktionsbezeichnung)
Einsatzstelle
Lage
Durchgeführte Maßnahmen
Eingesetzte Kräfte
Nachforderung (zum Beispiel Rettungsdienst, Polizei)

Im Beispiel eine Rückmeldung an die Leitstelle bei einem Feuerwehreinsatz.

Beispiel: Rückmeldung nach dem MELDEN-Schema
„Hier Florian Musterstadt 01-43-1,
Einsatzstelle Musterstraße 17,
PKW-Brand in voller Ausdehnung,
Löscharbeiten eingeleitet,
1 Trupp unter Atemschutz im Einsatz,
Kräfte und Mittel reichen aus, kommen"

3.3 Einsatzziel

Jeder Einsatz hat ein Ziel, welches durch Maßnahmen der Einsatzkräfte nicht immer schnellstmöglich, aber realistisch und vor allem sicher erreicht werden soll. Ziele müssen durch die Einsatzleitung definiert werden. Jedoch nicht nur bei Einsätzen, sondern auch bei verschiedensten verwaltungspolitischen Belangen im Bereich der Feuerwehr, wie zum Beispiel einer Fahrzeugausschreibung oder der Umsetzung von Standard-Einsatz-Regeln (SER), gilt es, Ziele nach gewissen Regeln zu definieren. Sie sollen eindeutig und so präzise wie möglich definiert, messbar und ansprechend sein. Die Umsetzung muss möglich sein und soll mit einer Zeitvorgabe festgelegt werden.

SMART-Formel

Die SMART-Formel nach Peter Drucker kommt ursprünglich aus dem Projektmanagement und soll Führungskräften bei der klaren Formulierung und Überwachung von Zielen helfen.

S	Spezifisch
M	Messbar
A	Attraktiv
R	Realistisch
T	Terminiert

3.4 Einsatznachbesprechung

Viele Einsätze enden mit Status 2 (Fernmeldesystem „Einsatzbereit auf Wache") im Feuerwehrhaus oder auf der Feuerwache. Besonders bei nicht alltäglichen oder belastenden Einsätzen ist jedoch eine Einsatznachbesprechung ein wichtiger Bestandteil und sollte durch die jeweiligen Führungskräfte eingeleitet werden. Zu einer Einsatznachbesprechung können auch Spezialkräfte in Form von Kriseninterventionsteams (KIT) bzw. Psychosozialen Unterstützungsteams (PSU-Teams) hinzugezogen werden. Psychosoziale Notfallversorgung ist nicht nur ein Thema für Angehörige von Opfern bzw. Betroffenen (PSNV-B), sondern auch für Einsatzkräfte (PSNV-E).

SAFER-Modell

Das SAFER-Modell, entwickelt von den amerikanischen Psychologen Mitchell und Everly, ist als Leitfaden zur Krisenintervention zu verstehen.

S	**Stabilization** (Situation stabilisieren)
A	**Acknowledgement** (erzählen lassen)
F	**Facilitation** (Verstehen fördern)
E	**Encouragement** (Plan machen)
R	**Restoration** (Rückkehr in eine Funktion)

Zunächst gilt es, die Situation zu stabilisieren, indem die Belastungssymptome reduziert werden, zum Beispiel durch Abschirmen der betroffenen Person vom Krisenherd. Als Nächstes soll der/die Betroffene die Möglichkeit haben, zu erzählen und Gefühle auszudrücken. Mit „Verstehen fördern" ist gemeint, Verständnis zu zeigen und zu erkennen, dass die Belastungssymptome eine normale Reaktion auf das Erlebte sind. Letztendlich geht es um einen Plan zur Stressbewältigung. Welche Möglichkeiten/Strategien gibt es? Die Rückkehr in eine Funktion bzw. das Wiedererlangen der Eigenständigkeit sollte dabei im Vordergrund stehen und verleiht dem/der Betroffenen Handlungsfähigkeit. Auf weitere Hilfsangebote, wie etwa Selbsthilfegruppen oder auch Beratungsstellen und Fachärzte, kann verwiesen werden.

Hinweis: Siehe auch das BELLA-Konzept (Schema zur Krisenintervention) nach Gernot Sonneck im Kapitel Kommunikation im Buchteil Rettungsdienst auf Seite 73.

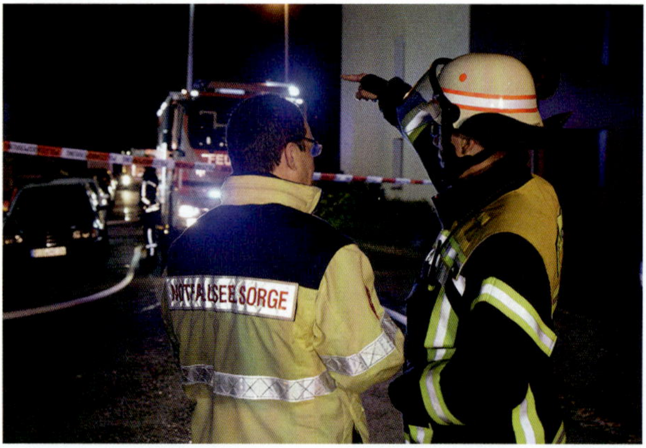

Abbildung 7:
Beratung der Einsatzleitung im Rahmen der Psychosozialen Notfallversorgung für Einsatzkräfte (PSNV-E) (Quelle: Michael Ehresmann, Feuerwehrportal Wiesbaden112.de)

4 Brandbekämpfung

4.1 Atemschutz

Das Thema Atemschutz trifft uns nahezu bei fast jeder Feuermeldung, Kleinbrände – wie beispielsweise der glimmende Mülleimer an der Bushaltestelle – ausgenommen. Die Rahmenbedingungen und Grundsätze für den Atemschutzeinsatz werden in der FwDV 7 – Atemschutz geregelt.

Einsatzgrundsätze

Die beiden folgenden Akronyme sollen die wesentlichen Einsatzgrundsätze widerspiegeln und dienen als Sicherheitssysteme. Alle weiteren Grundsätze aus der Feuerwehrdienstvorschrift 7 sind natürlich ebenfalls wichtig und müssen beachtet werden.

SÜV und ART

Der unter Atemschutz vorgehende Trupp (vorrangig im Innenangriff) muss eine Rückwegsicherung in Form von einer Feuerwehrleine, Führungsleine oder eines Feuerwehrschlauchs legen. Ebenso muss eine Atemschutzüberwachung (ASÜ) inklusive Dokumentation von Restdruck und Fortbewegung erfolgen. Dazu bedarf es einer ständigen Funkverbindung. Diese ersetzt nicht die Rückwegsicherung und dient lediglich der Kommunikation mit der Atemschutzüberwachung (ASÜ) und dem Einheitsführer.

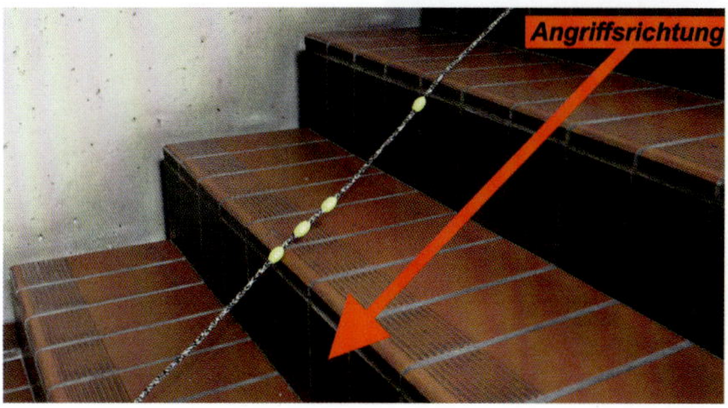

Abbildung 8:
Vorteil zur Schlauchleitung: Rückwegsicherung inkl. Richtungsangabe mittels Führungsseil „Polaris“ (Quelle: Mühlhoff, Nieste)

S	**Sichern** (Rückweg)
Ü	**Überwachung** (Atemschutzüberwachung)
V	**Verbindung** (Funkverbindung)

Unabhängig vom Hersteller sind bei der Feuerwehr Atemschutzgeräte mit 300 bar Atemluftflaschen und einem Volumen von 6 l (Stahlflasche) oder 6,8 l (CFK-Flasche, kohlenstofffaserverstärkter Kunststoff) üblich. In Einzelfällen werden Zweiflaschengeräte für Atemschutznotfalleinheiten, bei der Tunnelbrandbekämpfung oder auf Drehleitern vorgehalten. Als Faustformel gilt *„Hinweg = doppelter Rückweg"*. Bei mittelschwerer Arbeit ergibt sich bei einem Anfangsdruck von 300 bar eine ungefähre Einsatzzeit von 30 Minuten. Die Atemschutzüberwachung (ASÜ) fragt in der Regel alle 10 Minuten nach dem niedrigsten Druck im Trupp, sprich nach 1/3 und nach 2/3 der geschätzten Einsatzdauer. Der unter Atemschutz befindliche Trupp selbst muss sich immer wieder die Frage stellen, ob er den Einsatzauftrag erfüllen kann. Wie lange bzw. wie viel Luft haben wir für den Anmarsch gebraucht? Müssen wir denselben Rückweg nehmen oder gibt es Alternativen? Hat sich zum Beispiel durch Brandausbreitung etwas verändert? Gibt es Probleme im Trupp? Wird Unterstützung benötigt? Je nach Eindringtiefe und Gegebenheiten variiert der Luftvorrat und damit die zur Verfügung stehende Zeit für den Einsatzauftrag.

A	**Anmarsch**
R	**Rückweg**
T	**Trupp** (Einsatzauftrag)

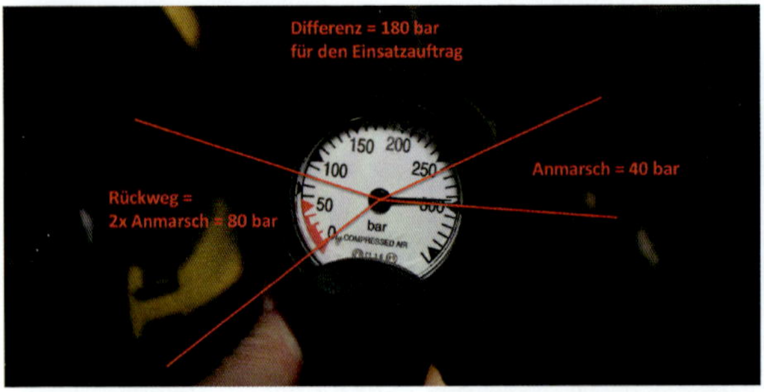

Abbildung 9: Manometer eines Atemschutzgeräts zur Veranschaulichung von Anmarsch, Rückweg und Luftvorrat für den Einsatzauftrag (Beispielwerte) (Quelle: Mühlhoff, Nieste)

Atemschutznotfall

Befinden sich bei einem Brandeinsatz Trupps unter Atemschutz, kann es immer zum Atemschutznotfall kommen. Sei es aus physischen Gründen oder durch ein plötzlich auftretendes nicht vorhersehbares Ereignis. Ein Atemschutznotfall beschreibt ein Ereignis, welches die Tätigkeit des Atemschutztrupps teilweise oder völlig eingeschränkt und eine Gefahr für Leib und Leben darstellt. Sollte es zu einer solchen Situation kommen, ist es wichtig, einen „kühlen Kopf" zu bewahren, über die nächsten Schritte nachzudenken und die eigenen Ressourcen richtig einzuschätzen.

SMS-Schema

Das womöglich noch geöffnete Strahlrohr ist sofort zu sichern. Außerdem ist es wichtig, unmittelbar nach dem Zwischenfall Hilfe anzufordern und sich in Sicherheit zu bringen. Das SMS-Schema soll bei diesen Schritten helfen.

S	Strahlrohr sichern
M	Mayday-Meldung absetzen
S in	Sicherheit bringen

Mayday-Meldung:

Kennwort:	mayday; mayday; mayday;	
Hilfesuchende Einsatzkraft:	hier	<Funkrufname>
		<Standort>
		<Lage>
Gesprächsabschluss:	mayday – kommen!	

Beispiel:
„mayday; mayday; mayday;
hier Angriffstrupp 01-43-1,
befinden uns im Keller, 1. Raum rechte Hand,
Truppmann umgeknickt, nicht gehfähig,
mayday – kommen."

Der bereitstehende Sicherheitstrupp oder die Atemschutz-Notfall-Trainierte-Staffel (ANTS) sucht den verunfallten Trupp auf und verschafft sich zunächst einen Überblick über die Lage. Dabei soll das Merkschema LAGE, entwickelt von Adrian Ridder, Christian Reeker, Jan Ole Unger und Ingo Horn, helfen.

LAGE

Was ist eigentlich passiert? Ist die Atmung des Verunfallten vorhanden? Hat der betroffene Trupp genügend Luftreserven? Sobald die lebenswichtigen Fragen geklärt sind, geht es um die weitere Erkundung und eine Entscheidung, wie der betroffene Trupp am sichersten und schnellsten nach draußen verbracht werden kann.

L	Lagefeststellung
A	Atmung vorhanden?
G	Genügend Luft?
E	Erweiterte Erkundung (Hinweg = Rückweg?, alternativer Rettungsweg etc.)

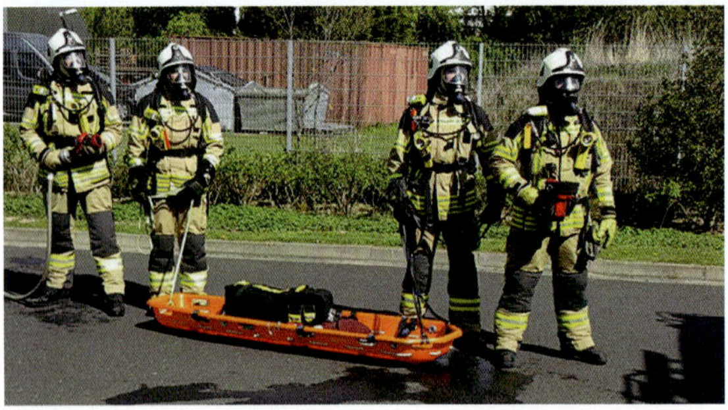

Abbildung 10: Atemschutz-Notfall-Trainierte-Staffel (ANTS) der Feuerwehr Kempen. Der Vierertrupp teilt sich die Ausrüstung je nach Funktion auf und kann so optimale Hilfe leisten. (Quelle: FW Kempen NRW)

Wird bei dem verunfallten Atemschutzgeräteträger ein Herz-Kreislauf-Stillstand festgestellt, empfiehlt sich nach der Rettung durch den Sicherheitstrupp die Anwendung der FD:CPR-Technik.

FD:CPR-Technik

Diese kommt ursprünglich aus einem amerikanischen Projekt (siehe www.fd-cpr, CC BY-SA 4.0) und beinhaltet 10 Schritte mit 4 Helfern. FD steht hierbei für „firefighter down“ und CPR für „cardiopulmonary resuscitation“, was in dem Fall einen kollabierten und reanimationspflichtigen Atemschutzgeräteträger beschreibt. Entwickelt wurde diese Technik von Michael Herbert und Christopher Watford, mit dem Ziel, eine verunfallte Einsatzkraft mit einem Atemschutzgerät während der Reanimation aus der Einsatzkleidung zu befreien und dabei die sogenannte No-Flow-Time (Zeitintervall ohne Thoraxkompressionen) so gering wie möglich zu halten. Durch die Übergabe eines entkleideten Patienten soll eine saubere Schnittstelle zwischen Feuerwehr und Rettungsdienst gewährleistet werden.

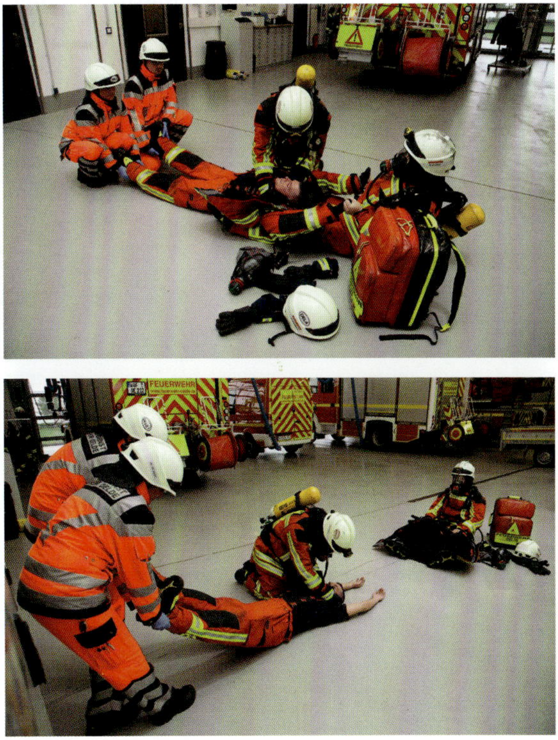

Abbildung 11/1-2:
FD:CPR-Technik bei einem Atemschutzgeräteträger mit Herz-Kreislauf-Stillstand. Hier in der 4-Retter-Methode, bestehend aus Sicherheitstrupp und Rettungsdienstpersonal. (Quelle: Chris Müller, framebuilder.de)

F	**Firefighter** (Einsatzkraft mit einem Atemschutzgerät)
D	**Down** (kollabiert)
C	**Cardio** (Herz)
P	**Pulmonary** (Lungen)
R	**Resuscitation** (Wiederbelebung)

4.2 Innenangriff und Taktik

Die Brandbekämpfung innerhalb eines Gebäudes, auch Innenangriff genannt, ist eine gängige und häufig effektive Methode, um direkt den Brandherd zu bekämpfen. Sie ist allerdings auch eine der gefährlichsten Aufgaben für Atemschutzgeräteträger. Bei einem Verbrennungsvorgang werden neben Flammen/Glut und Wärme vor allem Verbrennungs- und Zersetzungsprodukte in Form von Brandrauch freigesetzt. Brandrauch besteht im Großen und Ganzen aus Pyrolyse- und Schwelgasen. Diese sind aufgrund ihrer Bestandteile brennbar und können unter bestimmten Voraussetzungen zu einer extremen Brandausbreitung führen.

Phänomene der Brandausbreitung

GLUT-Schema

Um der Gefahr durch eine unkontrollierte bzw. unvorhersehbare Durchzündung von Rauchgasen vorzubeugen, ist es umso wichtiger, den Brandrauch richtig zu deuten. Das GLUT-Schema, veröffentlicht auf www.feuerwehrhandwerk.de, soll dabei helfen und dient der Risikoabschätzung bei Gebäudebränden.

G	**Gebäude** (Bewertung potenzieller Gefahren)
L	**Lies den Rauch** (Bewertung der Rauchschicht)
U	**Unterventiliert** (Bewertung der Ventilation)
T	**Temperaturentwicklung** (Bewertung der Temperatur)

Handelt es sich um ein modernes Passivhaus mit hohen Brandlasten in Form von Holz und Kunststoffen oder geht es um ein massiv gebautes Haus mit wenig

Brandlast? Heller, transparenter oder dichter schwarzer Qualm? Pulsierender, schneller Austritt oder eine eher geringe Strömungsgeschwindigkeit? Ist der Brandraum geschlossen und unterventiliert (Schwerkraftströmung erkennbar?) oder liegt ein gut ventiliertes Feuer (Vollbrand) vor? Ist die Temperatur steigend oder tendenziell sinkend? Sind Löscherfolge zu verzeichnen? Diese und weitere Fragen sollten sich Angriffstrupp und Führungskräfte stellen.

In dem Artikel „Den Brand lesen" von Koen Desmet, veröffentlicht auf www.atemschutzunfaelle.eu, wird noch etwas gezielter auf Brandrauch, Luftströmung, Hitzeentwicklung und Flammen eingegangen. Ziel ist es, möglichst viele Anzeichen für eine extreme Brandausbreitung im Zusammenhang zu bewerten, um die Wahrscheinlichkeiten der Brandphänomene Rollover (Rauchdurchzündung nach DIN 14011), Flashover (Raumdurchzündung nach DIN 14011) und Backdraft (Rauchexplosion nach DIN 14011) besser einschätzen zu können.

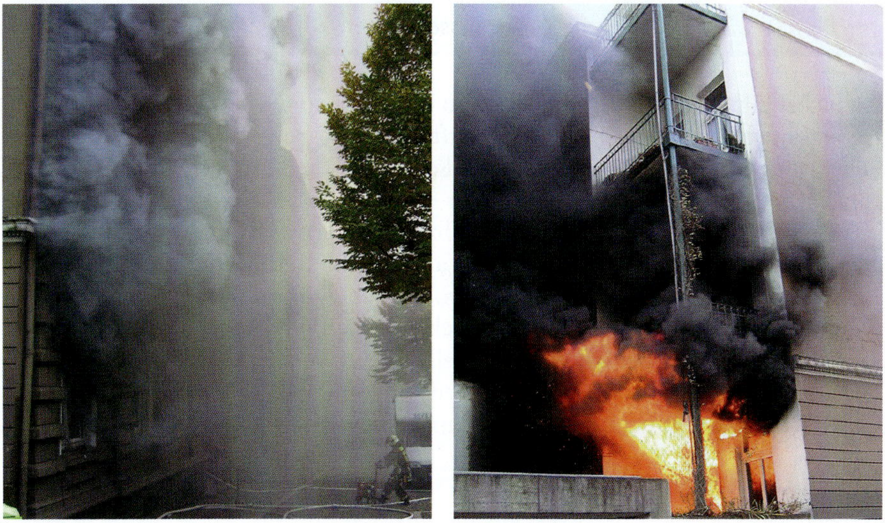

Abbildung 12/1-2: Stichflamme aus Fenster auf der Rückseite (2) durch Belüftung eines ventilationskontrollierten Brandes an der Vorderseite (1) (Quelle: Wilde, Mönchengladbach)

SAHF bzw. RLWF-Analyse

Im englischsprachigen Originalartikel „Reading the Fire“ von Shan Raffel nennt sich das Schema dafür SAHF.

S	Smoke
A	Air flow
H	Heat
F	Flame

Ins Deutsche übersetzt reden wir von der RLWF-Analyse, welche im Einzelnen Folgendes bedeutet.

R	Rauch
L	Luft
W	Wärme
F	Feuer

Zunächst gilt es, den Rauch hinsichtlich der Farbe und der Dichte zu beurteilen. Auch Luftströme, wie die Schwerkraftströmung bei einem unterventilierten Feuer, sind zu beachten. Innere und äußere Anzeichen in Form von Rußablagerungen, abgeplatztem Putz/Beton oder auch geschmolzenen Elementen geben uns Auskunft hinsichtlich der Wärme- bzw. Hitzeentwicklung. Ebenso das Aufsteigen von Pyrolysegasen (Ausgasen) aus brennbaren Materialien deuten auf einen massiven Temperaturanstieg hin. Haben wir ein Feuer mit sichtbaren Flammen, können wir diese hinsichtlich der Flammentypen (diffus, turbulent etc.) analysieren. Dabei lässt sich schnell auf das Verhältnis zwischen brennbarem Stoff und Sauerstoff schließen. Ebenso verrät uns die Flammenfarbe eine ungefähre Brenntemperatur, welche beim Löschwasserbedarf eine Rolle spielt.

Je nach Literatur wird die RLWF-Analyse noch durch ein U für Umfeld ergänzt, welches auf die baulichen Gegebenheiten hinweisen soll.

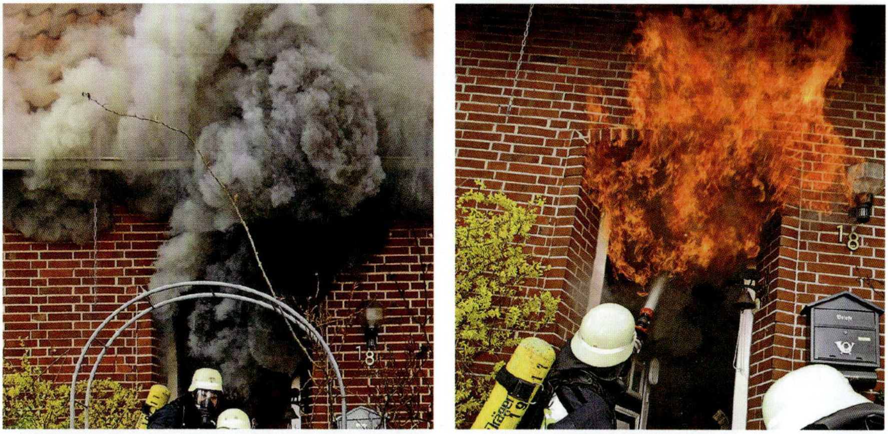

Abbildung 13/1-2: Brandrauch kurz vor und nach der Durchzündung (Quelle: Konjer, Nordhorn)

Vorgehensweise

PÖV-Regel

Beim Vorgehen zu einem Brandherd ist grundsätzlich eine hohe Aufmerksamkeit erforderlich. Dabei ist die Umgebung immer wieder zu prüfen und ggf. ein Temperaturcheck mittels Hohlstrahlrohr (HSR) und Wärmebildkamera (WBK) durchzuführen. Beim Öffnen von Türen, hinter denen man ein Feuer vermutet, empfiehlt sich eine strukturierte und im Trupp klar kommunizierte „Türprozedur", um schnellstmöglich mit einer Rauchgaskühlung reagieren zu können. Bei „Nullsicht" bzw. starker Verrauchung ist die tiefste Gangart, der sogenannte Seitenkriechgang anzuwenden. Die PÖV-Regel beschreibt genau diese Vorgehensweise.

P	**Prüfen** (der Umgebung)
Ö	**Öffnen** (Türprozedur)
V	**Vorrücken** (im Seitenkriechgang)

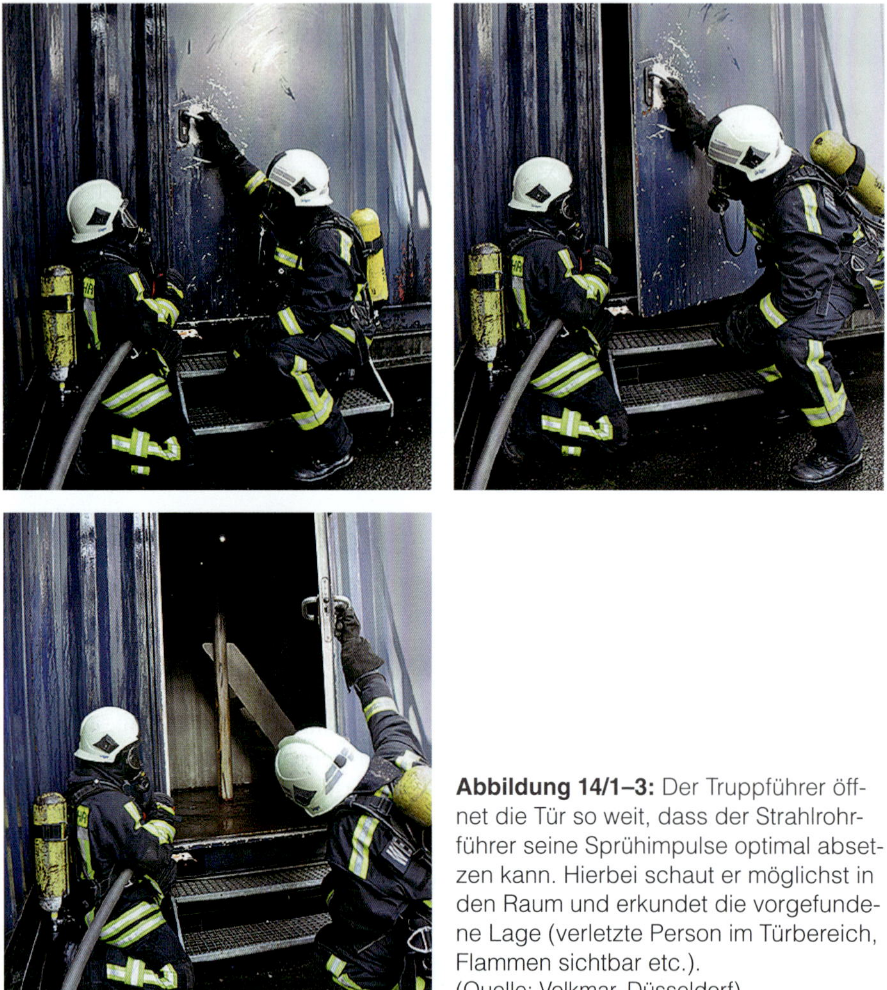

Abbildung 14/1–3: Der Truppführer öffnet die Tür so weit, dass der Strahlrohrführer seine Sprühimpulse optimal absetzen kann. Hierbei schaut er möglichst in den Raum und erkundet die vorgefundene Lage (verletzte Person im Türbereich, Flammen sichtbar etc.).
(Quelle: Volkmar, Düsseldorf)

Bei einem Brand in einem Gebäude werden Atemschutztrupps nicht nur zur direkten Brandbekämpfung eingesetzt, sondern häufig auch zur Kontrolle von nicht betroffenen Wohnungen und angrenzenden Bereichen.

EGAL-Schema

Das EGAL-Schema von Albert Kreutmayer dient als Hilfestellung und zielt auf folgende Fragen ab.

E	Elektro
G	Gas
A	Aufzug
L	Lüftung

Wo befindet sich die Elektroverteilung bzw. der Hausanschlusskasten? Sind eventuell elektrische Leitungen betroffen? Gibt es eine Photovoltaikanlage? Ist es erforderlich, das Gebäude spannungsfrei zu schalten? Hat das Gebäude einen Gasanschluss oder eine Gastherme in der Wohnung? Auch an Gasflaschen beispielsweise in Werkstattbereichen ist zu denken. Sofern das Gebäude über einen Aufzug verfügt, ist dieser zu kontrollieren. Aufzugschächte können bei einem Feuer eine regelrechte Kaminwirkung haben. Gibt es im Gebäude eine Rauch- und Wärmeabzugsanlage (RWA) oder alternative Abluftöffnungen? Ein Kontrolltrupp sollte stets mit einer Wärmebildkamera ausgestattet sein.

Schlauchmanagement

Besonders beim Innenangriff ist Schlauchmanagement ein nicht zu unterschätzendes und wichtiges Thema. Zu wenig Schlauchmaterial oder gar „verknotete" Schläuche können zu brenzligen Situationen führen. Dass ein C-Schlauch 15 m lang ist, wissen wir. Doch wie viel Schläuche brauche ich vom Verteiler ins Gebäude? Wie viel pro Etage bei einem kritischen Wohnungsbrand im 1. OG? Und wie viel für die Brandwohnung, die meist unbekannt und womöglich unübersichtlich ist?

Sicher gibt es dafür keine Musterlösung, aber es gibt Erfahrungswerte und Anhaltspunkte, wie zum Beispiel die Tatsache, dass ein Brandabschnitt[1] maximal 40 m beträgt, die uns bei der Auswahl der Schlauchlänge dienlich sein können.

[1] Vorgabe aus dem Baurecht, siehe z.B. Muster-Richtlinie über den baulichen Brandschutz im Industriebau (MIndBauRL).

112-Regel

Die 112-Regel ist eine praxisorientierte Faustformel und besagt, dass wir in den meisten Fällen mit einem Schlauch vom Verteiler in den jeweiligen Treppenraum im Gebäude kommen. Je nach Treppenraum können Schläuche längensparend im Treppenauge oder auch auf der Treppe verlegt werden. Bei letzterer Verlegeart reicht in der Regel ein Schlauch pro Etage. Für die Brandwohnung sollen mindestens zwei Schläuche à 15 m Länge verwendet werden. Viele Feuerwehren nutzen dafür ein sogenanntes Schlauchpaket, welches aus einem 30 m Schlauch der Leistungsstufe 3 besteht und besonders für die Anwendung im Innenangriff (Brandschutt, Scherben etc.) geeignet ist.

1	**1 Schlauch ins Gebäude** (15 m)
1	**1 Schlauch pro Etage** (15 m)
2	**2 Schläuche für die Brandwohnung** (30 m)

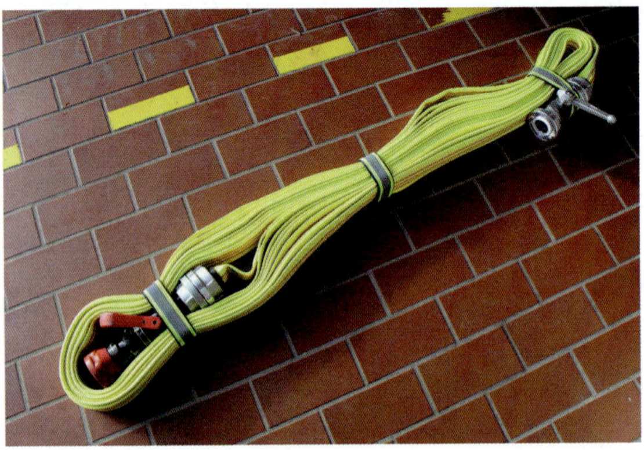

Abbildung 15: Schlauchpaket für den Innenangriff. Bestehend aus einem 30 m C42-Schlauch in der Leistungsstufe 3, einem C-Absperrorgan DN32 mit Kugelhahn und Arretierung und einem C-Hohlstrahlrohr mit 235 l/min Durchfluss. (Quelle: Mühlhoff, Nieste)

Taktische Ventilation

Die taktische Ventilation ist in der Regel fester Bestandteil bei einem Brand im Gebäude. Grundsätzlich muss dabei zwischen der natürlichen und der maschinellen Ventilation unterschieden werden. Wie der Name bereits sagt, kommen bei der maschinellen Ventilation Lüfter zum Einsatz, durch die ein zur Umgebung relativer Überdruck erzeugt wird. Zudem lassen sich Luftströme auch durch mehrere Lüfter gezielt lenken.

LUFT-Regel

Wie und wann ein Lüfter zum Einsatz kommt, kann mithilfe dieser Faustregel erörtert werden.

L	**Lüfter in Bereitstellung** (90° zum Hauseingang, Standgas)
U	**Ueberblick** (geöffnete/kaputte Fenster, Windrichtung etc.)
F	**Front** (Rückmeldung von der Front – i.d.R. Angriffstrupp)
T	**Taktik** (festlegen, Erfolg beobachten, ggf. korrigieren)

Zu- und Abluftöffnung werden vom Einheitsführer bestimmt und die Einsatzbereitschaft (Standgas, 90° versetzt zum Hauseingang) des Lüfters hergestellt. Vor Beginn der Ventilation müssen bereits geöffnete/kaputte Fenster und die Windrichtung beachtet werden. Zuluftöffnungen müssen freigehalten werden und Türen gegen eigenständiges Schließen gesichert werden. Das Schaffen einer Abluftöffnung kann von innen und außen erfolgen, wobei Letzteres vorzuziehen ist. Erst nach einer Rückmeldung (Abluftöffnung geschaffen) des Trupps wird mit der Ventilation begonnen. In Einzelfällen ist auch ein Vorgehen mit dem Lüfter möglich. Wichtig ist, dass sich der Trupp im Inneren nicht zwischen Feuer und Abluftöffnung befindet. Die festgelegte Taktik (Einfach-, Parallel-, Reihen-, Stapelventilation) bzw. der Einsatzerfolg ist stetig zu kontrollieren und ggf. zu korrigieren.

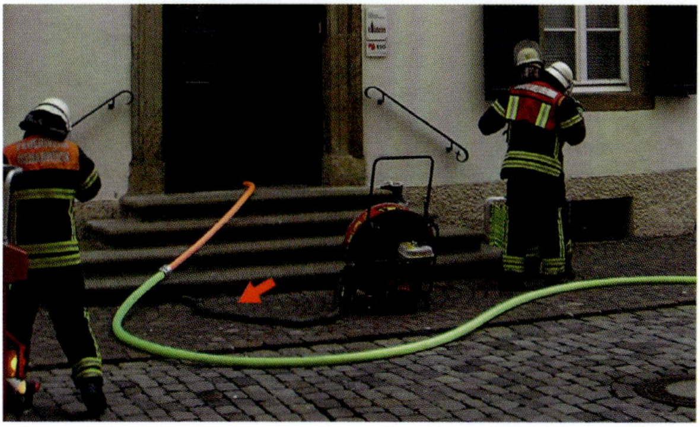

Abbildung 16:
Lüfter gibt es mit verschiedenen Antriebsarten. Motorbetriebene Belüftungsgeräte dürfen in geschlossenen Räumen nicht genutzt werden. Im Freien muss ein Abgasschlauch angeschlossen werden!
(Quelle: Südmersen)

4.3 Wald- und Vegetationsbrände

Bei Wald- und Vegetationsbränden gilt es, gewisse einsatztaktische Grundsätze zu befolgen, um die Sicherheit der eingesetzten Kräfte und Mittel nicht zu gefährden. Dabei ist es unabdingbar, Ausschau zu halten, die Lage im Gesamten zu betrachten und dabei die Wind- und Wetterverhältnisse zu beurteilen. Funk- und Kommunikationswege müssen sichergestellt sein. Es muss jederzeit die Möglichkeit bestehen, über Fluchtwege bzw. Rückweichen in sichere Bereiche zu gelangen.

FRAU und LACES

Um die wesentlichen Grundsätze im Auge zu behalten, dient das Akronym FRAU als Gedankenstütze für die Einsatzkräfte.

F	**Funk**
R	**Rückweichen**
A	**Ausschau**
U	**Ueberwachung**

Etwas erweitert und aus dem Englischsprachigen kommend, hat sich LACES international durchgesetzt und soll als Sicherheitsregel fungieren.

L	**Lookout** (Ausguck)
A	**Anchorpoint** (Ankerpunkt)
C	**Communications** (Kommunikation/Funk)
E	**Escape routes** (Fluchtwege/Rückweichen)
S	**Safety zones** (Sicherheitsbereiche)

Sicherheitsposten beobachten ggf. mittels eines Fernglases die vorherrschende Lage und behalten Windsack oder Flagge zur Überwachung der Windrichtung im Auge. Unter einem Ankerpunkt ist ein sicherer, abgelöschter und überwachter Ausgangspunkt zu verstehen.

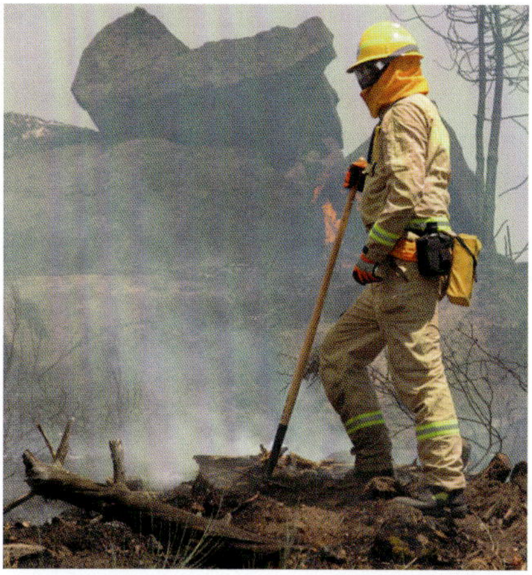

Abbildung 17:
Sicherungsposten bei einem Vegetationsbrand (Quelle: @fire)

4.4 Einsatzstellenhygiene

Einsatzstellenhygiene – ein Thema, welches bei vielen Feuerwehren immer mehr Gehör findet. Dabei geht es vorrangig darum, bewusster mit kontaminierter Schutzausrüstung und verschmutzten Einsatzmitteln umzugehen, um gesundheitliche Schäden abzuwenden. Bei sorglosem Umgang nach einem Brandeinsatz kann es zur Inkorporation von toxischen Stoffen aus Ruß und Brandrauch kommen. Daraus resultierende Erkrankungen treten in der Regel nicht unmittelbar nach dem Einsatz auf, sondern kommen meist erst Jahre später zum Vorschein. Einsatzstellenhygiene beginnt jedoch nicht erst nach dem Einsatz, sondern schon mit der korrekten Anlage der Schutzausrüstung (Kragen der Jacke geschlossen, Flammschutzhaube angelegt, Hose über den Stiefeln etc.). Des Weiteren sollte mit umluftunabhängigem Atemschutz nicht gespart werden, sondern lieber einmal mehr und vor allem frühzeitig „angeschlossen“ werden. Nach dem Einsatz sollte die kontaminierte Brandschutzkleidung zügig abgelegt werden, da sonst giftige Stoffe auch über die Haut in den Körper aufgenommen werden können. Beim Entkleiden sind möglichst Einmalhandschuhe und Feinstaubmaske zu tragen. Für die Erstreinigung stehen heutzutage auf den meisten Löschfahrzeugen Hygieneboxen oder Hygieneboards zur Verfügung, welche mit Wasser, Seife und Desinfektionsmittel ausgestattet sind. Kontaminierte

Schutzkleidung sollte nicht unverpackt im Mannschaftsraum transportiert werden. Zum Teil kommen dafür Gerätewagen-Hygiene oder ähnliche Logistikkonzepte zum Einsatz. Aufgabe der Kleiderkammer ist es, zu dokumentieren, wie oft eine Schutzbekleidung der Reinigung zugeführt wurde. Die meisten Hersteller geben an, wie oft ihre Schutzbekleidung gewaschen werden darf.

SAUBER-Regel

Zusammengefasst soll die SAUBER-Regel von Daniel Kraft (Hessische Landesfeuerwehrschule) an die wichtigsten Punkte zur Hygiene im Feuerwehreinsatz erinnern.

S	**Schutzausrüstung vollständig anlegen und schließen**
A	**Atemschutz nutzen**
U	**Ueberwachung und Dokumentation**
B	**Brandschutzkleidung nach dem Brandeinsatz zügig ausziehen**
E	**Erstreinigung von Händen, Hals und Gesicht an der Einsatzstelle**
R	**Rücktransport der PSA und Ausrüstung nicht im Mannschaftsraum**

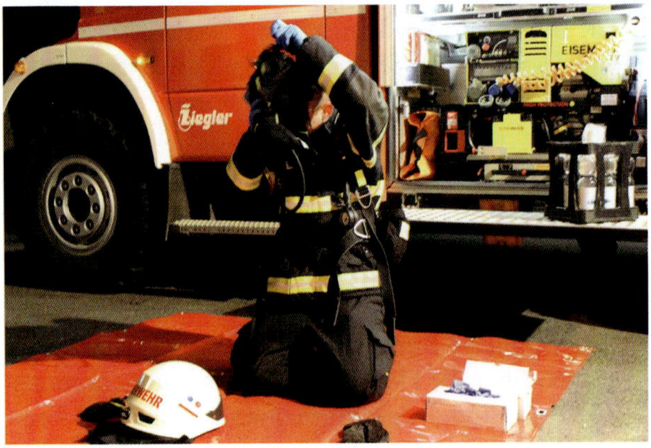

Abbildung 18:
Nach dem Brandeinsatz: „Bewusstes“ Entkleiden eines kontaminierten Atemschutzgeräteträgers mit Einmalhandschuhen (Quelle: Mühlhoff, Nieste)

5 Technische Hilfeleistung

5.1 Verkehrsunfall

Die wohl bekanntesten Merkregeln aus dem Bereich Technische Hilfeleistung sind vermutlich die AUTO- und die AIRBAG-Regel, auf die am Ende des Kapitels noch eingegangen wird. Doch darüber hinaus gibt es noch jede Menge weitere Akronyme und Schemata zur sicheren Abarbeitung von Verkehrsunfällen.

Einsatzablauf

ABS, VERBAU, PREIS und SIEGER

Bei den vier folgenden Merkregeln gibt es einige Überschneidungen und Doppelnennungen, jedoch ergänzen sie sich auch untereinander. Ein simples und selbsterklärendes Akronym ist die ABS-Regel für alle wichtigen Erstmaßnahmen. Diese ist auch durch eine Feuerwehr mit Grundausstattung (also in der Regel ohne Hilfeleistungssatz und Rüstkomponente) anzuwenden, um wertvolle Vorarbeit für weitere Kräfte zu leisten.

A	Absicherung
B	Brandschutz
S	**Stabilisieren** (Sichern und Stabilisieren des Unfallfahrzeugs)

Neben den zuvor genannten Erstmaßnahmen ist eine Erkundung für die weitere Vorgehensweise unabdingbar. Dabei kann man sich gut an den vier Phasen der Erkundung (Frontalansicht, Zugänge prüfen, Personen befragen, Rundumsicht) orientieren. Möglichst frühzeitig sollte an die Ordnung des Raumes gedacht werden, sodass eine An- und Abfahrt (besonders für den Rettungsdienst) erhalten bleibt und technisches Gerät in angemessener Entfernung zum Unfallfahrzeug steht (Faustformel: Absperrbereich 10 m, Arbeitsbereich 5 m). Im folgenden Akronym steht Altglas für Glasmanagement. Häufig wird ein Fahrzeug vor dem Einsatz von hydraulischen Rettungsgeräten komplett entglast (bezieht sich auf Einscheiben-Sicherheits-Glas (ESG)), da es sonst zu unkontrolliertem Zerspringen von Scheiben kommen kann, was ein erhöhtes Verletzungsrisiko für Patient und Einsatzkräfte darstellt.

V	Verkehrsabsicherung
E	Erkundung
R	Raumordnung
B	Batteriemanagement/Brandschutz
A	Altglas
U	Unterbau

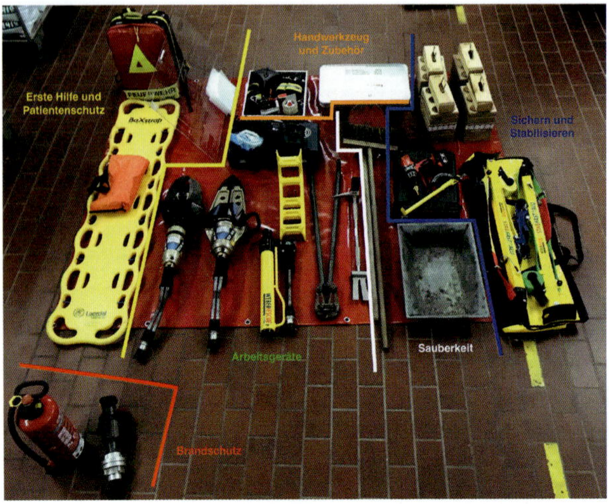

Abbildung 19:
Ordnung auf der Bereitstellungsplane: Geräteablage für die technische Hilfeleistung nach Verkehrsunfällen
(Quelle: Mühlhoff, Nieste)

Bevor es zu einer Variante der technischen Rettung kommt, müssen Fahrzeuginnenraum und Patientenzustand beurteilt werden. Die PREIS-Regel, aufgestellt von Jan Piossek, zur inneren Erkundung soll bei der Auswahl der richtigen Schnitttechnik helfen. Je nach Patientenzustand wird in Abstimmung mit dem Rettungsdienst zunächst der Rettungsmodus festgelegt. Ist der Patient beispielsweise im Beinbereich eingeklemmt, ist das Abklappen des Vorderbaus eine Möglichkeit. Ebenfalls kann man sich (elektrische) Sitzverstellung und Fensterheber zunutze machen.

P	Patientenzustand
R	Rückhaltesysteme (Airbags, Gurtstraffer, Überrollbügel)
E	Einklemmung
I	Innenraum absuchen
S	Sitzverstellung und Scheiben

Auch die SIEGER-Regel von Jan Südmersen trägt ihren Teil zum vollständigen Ablauf der technischen Rettung bei. Sie dient vorrangig der korrekten Reihenfolge. Hinter den einzelnen Schritten verstecken sich auch die unterschiedlichen Öffnungsarten (Erstöffnung, Versorgungsöffnung und Befreiungs- bzw. Rettungsöffnung), welche für die innere Erkundung, Erstmaßnahmen und den finalen Rettungsweg von Nöten sind.

S	Sichern
I	Innere Erkundung
E	Erstmaßnahmen
G	Genaue Abstimmung Rettungsdienst
E	Entklemmen des Patienten
R	Rettungsweg schaffen

Zusammenarbeit Rettungsdienst

Bei der technisch-medizinischen Rettung nach Verkehrsunfällen ist die Kommunikation mit dem Rettungsdienst/Notarzt das A und O. Mit diesem Thema hat sich auch das Referat 6 der Vereinigung zur Förderung des Deutschen Brandschutzes e.V. (vfdb) beschäftigt und folgende Fragen aufgestellt.

6W-Fragen

Die 6W-Fragen zur Kommunikation an der Einsatzstelle sind im aktuellen Merkblatt zur Richtlinie 06/01[2] zu finden. Sie sollen ein Anhaltspunkt für die Abstimmung mit medizinischem Personal sein.

[2] Merkblatt „Technische-medizinische Rettung nach Verkehrsunfällen“, Stand: 15.03.2020

WIE kritisch ist der Patient? (kritischer/nicht kritischer Zustand)
WO wird Platz (zum Beispiel für medizinische Maßnahmen) **gebraucht?**
WELCHER Rettungsmodus? (Sofort-Rettung/Schnelle zeitkontrollierte Rettung)
WIE lange ist dafür Zeit? (Zeitangabe in Minuten)
WER steht wo? Wer arbeitet wo?
WIE soll der Patient aus dem Fahrzeug gerettet werden?

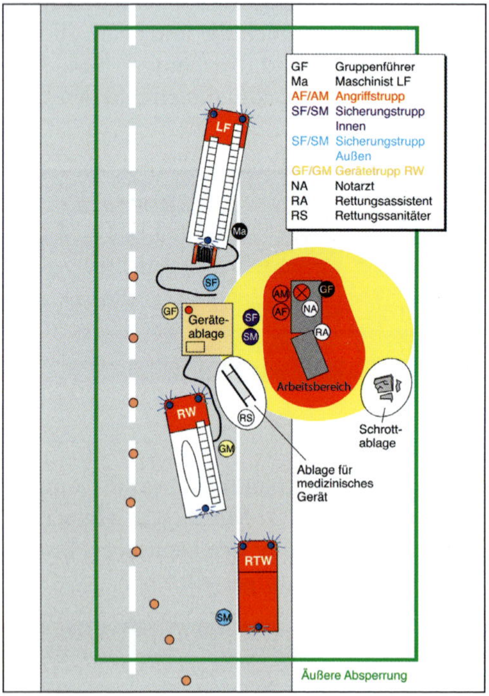

Abbildung 20:
Wer steht wo? Wer arbeitet wo? Skizze zur Ordnung des Raumes. (Quelle: Südmersen)

Erkundung

Die zuvor bereits erwähnte innere Erkundung bezieht sich u.a. immer wieder auf Rückhaltesysteme. Der Umgang mit solchen wird in der AIRBAG-Regel, entwickelt von Jörg Heck und Hubert Springer, nochmal detailliert aufgegriffen.

AIRBAG-Regel

Heutzutage verfügt fast jedes Fahrzeug über einen bzw. mehrere Airbags. Je nach Unfallmechanismus haben diese oft schon ausgelöst und stellen für uns keine weitere Gefahr dar. Befinden sich Sicherheitseinrichtungen noch in ihrem Ursprungszustand, kann eine Beschädigung (zum Beispiel durch Einschneiden) oder auch eine thermische Belastung der pyrotechnischen Auslöseeinheit zu einer nachträglichen Auslösung der Airbags führen. Aus diesem Grund wird ein Abstand von ca. 30 cm zu Seiten-/Knie-/Kopfairbags, ca. 60 cm zum Fahrerairbag und ca. 90 cm zum Beifahrerairbag empfohlen. Wichtig ist nach der Erkundung eine klare Kommunikation an die Rettungskräfte im Gefahrenbereich (zum Beispiel „Alle Airbags ausgelöst“). Es heißt absichtlich nicht mehr „Batterie abklemmen“, sondern „Batteriemanagement“. Hintergrund ist, dass viele neuere Fahrzeuge nicht nur eine, sondern meist zwei oder mehrere Batterien haben. Außerdem verhindert ein Abklemmen der Batterie nicht automatisch eine nachträgliche Auslösung. Rein mechanische Airbags benötigen beispielsweise keine Batteriespannung. Zudem wird die vorliegende Batteriespannung ggf. für elektrische Fensterheber oder eine elektrische Sitzverstellung während der Arbeiten am Fahrzeug benötigt. Die oben angesprochene Gefahr des Einschneidens in eine Auslöseeinheit oder einen Gurtstraffer kann durch die Abnahme der Innenverkleidung um ein Vielfaches minimiert werden. Zu guter Letzt wird auf die Gefahr durch weitere Airbagkomponenten, wie etwa das Steuergerät oder heiße Gasgeneratoren (nach Auslösung), hingewiesen.

A	**Abstand halten** (30-60-90)
I	**Innenraum erkunden**
R	**Rettungskräfte warnen**
B	**Batteriemanagement**
A	**Abnahme der Innenverkleidung**
G	**Gefahr durch weitere Airbagkomponenten**

In der heutigen Zeit haben wir im Bereich der Fahrzeugtechnik zunehmend mit alternativen Konstruktionen, Fahrzeugkomponenten und vor allem Antrieben zu tun. Gas-, Hybrid- oder reine Elektrofahrzeuge sind auf unseren Straßen keine Seltenheit mehr und somit auch bei Verkehrsunfällen immer häufiger verwickelt. Für die Feuerwehr bedeutet das, neue Techniken zu kennen, anzuwenden und ggf. die Einsatztaktik anzupassen.

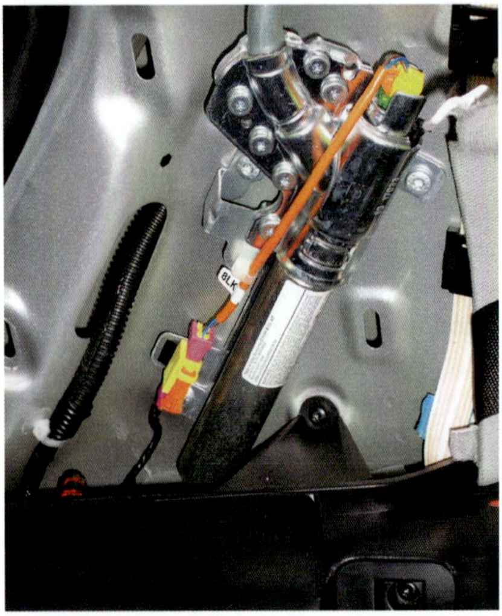

Abbildung 21:
C-Säule eines Opel Signum nach Abnehmen der Innenverkleidung: Der Gasgenerator eines Kopfairbags ist sichtbar.
(Quelle: Heck)

AUTO-Regel

Die AUTO-Regel wurde ursprünglich von Klaus Krebs und Jörg Heck geschaffen, um alternative Antriebstechniken schnell zu erkennen.

A	**Austretende Betriebsstoffe**
U	**Unterboden erkunden**
T	**Tankdeckel öffnen**
O	**Oberfläche absuchen**

Austretende Betriebsstoffe können nicht nur Benzin, Diesel, Kühlflüssigkeit oder Wischwasser sein, auch Hydrauliköl bei landwirtschaftlichen Fahrzeugen und ausströmendes Gas bei Gasfahrzeugen sind in Betracht zu ziehen. Der Unterboden sollte dahingehend nicht nur nach Leckagen untersucht werden, sondern vielmehr soll eine Erkundung nach möglichen Gastanks, Hochvoltleitungen oder einer Abgasanlage durchgeführt werden. Hinter dem Tankdeckel verbirgt sich der Tankfüllstutzen. Dieser kann für Benzin oder Diesel ausgeführt sein, kann ein Erdgas-Anschluss (Compressed Natural Gas – CNG/Liquefied Natural Gas – LNG) oder auch Autogas-Anschluss (Liquefied Petroleum Gas – LPG) sein oder aber auch ein Ladestecker bei Elektro- und Hybridfahrzeugen. Besonders bei Hybridfahrzeugen ist je nach Hersteller mit mehreren Tankdeckeln zu rechnen. Zu guter Letzt kann uns die Fahrzeugoberfläche Hinweise auf einen alternativen Antrieb geben. Das kann ein „E“ am Kennzeichen sein, eine herstellerbezogene Aufschrift oder aber auch ein Aufkleber (zum Beispiel „Ich fahre mit Erdgas“).

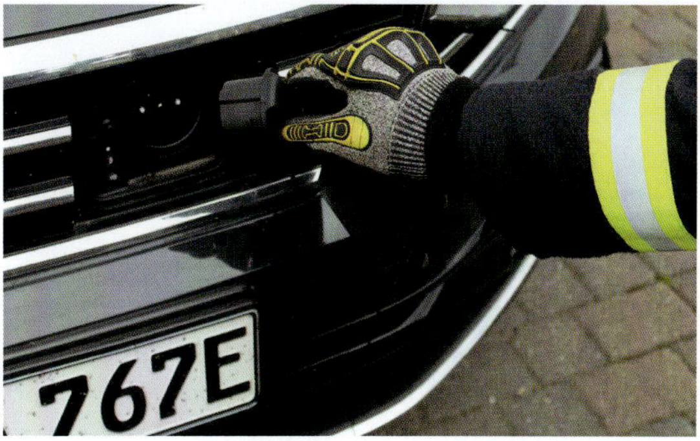

Abbildung 22: Ladestecker bei einem Hybridfahrzeug, versteckt in der Fahrzeugfront (Quelle: Mühlhoff, Nieste)

Die Fahrzeugoberfläche kann uns neben Hinweisen bezüglich der Antriebsart, aber auch noch weitere Informationen liefern, beispielsweise zum Unfallmechanismus (Zustand der Oberfläche, Fenster, Verformungen). Aber auch Informationen durch Aufkleber wie etwa „Baby on Board“ oder „Rettungskarte im Fahrzeug“. Daher sollte die AUTO-Regel unterbewusst bei jeder Erkundung eines Unfallfahrzeugs Anwendung finden, auch wenn die Antriebsart schon bekannt ist.

5.2 Unwettereinsätze

Unwetter- und Flächenlagen kommen immer häufiger und extremer vor und fordern die Feuerwehren oft stundenlang. Neben Hochwasser, Starkregen und Schneemassen haben wir es immer wieder mit Sturmschäden zu tun.

Sturmschaden

Kommt es bei einem Sturmschaden zum Einsatz einer Motorsäge, ist mit besonderen Gefahren zu rechnen, weshalb ein großes Maß an Erfahrung mit der Motorsäge von Vorteil ist. Doch auch bei sicherem und geübtem Umgang können Unfälle passieren.

STURM-Regel

Die STURM-Regel, aufgestellt von Tobias Mühlhoff, soll an die besonderen Gefahren und das Vorgehen im Sturmeinsatz erinnern.

S	**Spannung** (Zug- und Druckseite)
T	**Totholz** (Gefahr durch morsches Holz)
U	**Untergrund** (sicherer Stand beim Sägen)
R	**Rückweichen** (Möglichkeit 2–3 Schritte zurückzumachen)
M	**Melden bei Gefahr** (Sicherungsposten, Beurteilung der Wetterlage)

Sturmholz – auch Windwurf oder Windbruch genannt – liegt meist kreuz und quer, was zur Folge hat, dass die Baumstämme unter Spannung stehen können. Beim Sägen sind daher die Zug- und die Druckseite zu beachten, damit sich die Motorsäge nicht festklemmt oder es gar zu Unfällen kommt. Totes oder morsches Holz kann unvorhersehbar aufplatzen und ist mit besonderer Vorsicht zu behandeln. Ein sicherer Stand ist für den Motorsägenführer selbstverständlich, genauso wie die Möglichkeit, bei Gefahr zurückzuweichen. Muss die Feuerwehr noch während des Sturmtiefs eingreifen, etwa zur Menschenrettung aus einem Fahrzeug, ist es zu empfehlen, einen oder mehrere Sicherungsposten damit zu beauftragen, die Wetterlage kontinuierlich zu beobachten und bei Gefahr (herabfallende Äste etc.) unverzüglich Meldung an alle Einsatzkräfte zu machen. Unter Umständen kann bei komplizierten Lagen die Zuhilfenahme von Spezialfahrzeugen (Drehleiter, Feuerwehrkran etc.) sinnvoll sein.

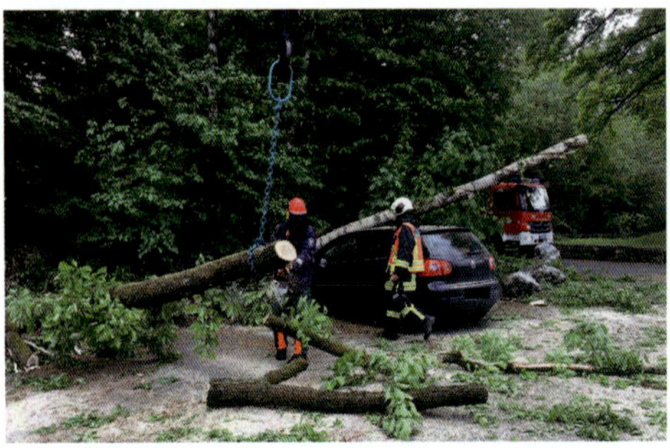

Abbildung 23:
Sichere Beseitigung eines Baumes von einem Fahrzeug mittels Unterstützung durch einen Feuerwehrkran (Quelle: Noll, Nieste)

6 Gefahrstoffeinsatz

6.1 Grundsätze

ABC- bzw. CBRN-Einsätze[3] im größeren Ausmaß kommen glücklicherweise nicht allzu oft vor und sind daher häufig auch mit großem Respekt verbunden. Umso wichtiger ist es bei solchen Einsätzen, von Anfang an strukturiert und besonnen vorzugehen. Dabei soll das Vorgehen nach GAMS helfen.

GAMS- und GESAMD-Regel

Die GAMS-Regel, ursprünglich von Otto Widetschek als GAS-Regel aufgestellt und später um das M für „Menschenrettung" erweitert, soll an die wichtigsten Erstmaßnahmen im Gefahrguteinsatz erinnern.

G	Gefahr erkennen
A	Absperren
M	Menschenrettung
S	Spezialkräfte nachfordern

Eine ähnliche Merkhilfe ist die GESAMD-Regel, welche zusätzlich noch die Dekontamination aufführt. Nach der FwDV 500 – Einheiten im ABC-Einsatz gibt es bei dem Thema Personendekontamination ein sogenanntes Stufenkonzept. Eine Not-Dekon (Dekon-Stufe 1) ist sofort ab dem Einsatz des ersten Trupps im Gefahrenbereich verpflichtend.

G	Gefahr erkennen
E	Einschätzen der Gefahr
S	Spezialkräfte anfordern
A	Absperrung einrichten
M	Menschenrettung
D	Dekontamination

[3] ABC = Atomar, Biologisch, Chemisch; CBRN = Chemisch, Biologisch, Radioaktiv, Nuklear

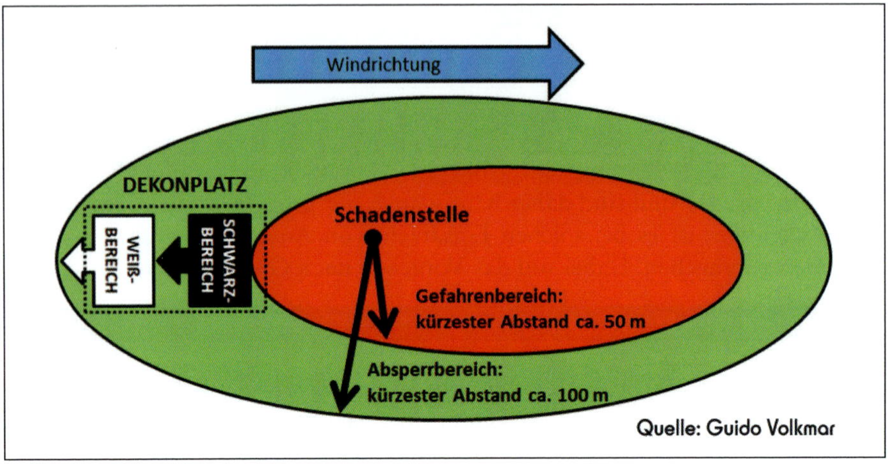

Abbildung 24: Gefahrenbereich, Absperrbereich und Dekonplatz in Abhängigkeit der Windrichtung: Ordnung des Raumes bei einer „GAMS-Lage“. (Quelle: Guido Volkmar)

Unter dem Punkt „Gefahr erkennen“ versteht man eine Informationsgewinnung über die vorliegenden Gefahrstoffe.

Informationsgewinnung

Die Informationsgewinnung erfolgt ebenfalls nach einem Stufenkonzept. Sofortinformationen (Stufe 1) sind häufig aus Gefahrzetteln und Feuerwehrplänen zu entnehmen. Sicherheitsdatenblätter, Betriebsanweisungen und Begleitpapiere bieten Kurzinformationen (Stufe 2) zur jeweiligen Ladung. Detaillierte Informationen (Stufe 3) sind in Datenbanken und Nachschlagewerken, wie ERICards (Emergency Response Intervention Cards), GESTIS (Gefahrstoffinformationssystem der Deutschen Gesetzlichen Unfallversicherung) und dem Handbuch Gefahrgut-Ersteinsatz zu finden. Stufe 4 der Informationsgewinnung meint Experteninformationen von Spezialisten und Gefahrguteinheiten, wie zum Beispiel einer Analytischen Task Force (ATF) oder Chemiefirmen.

NAME-Schema

Aus den zuvor genannten Datenbanken/Nachschlagewerken lässt sich häufig eine Vielzahl an Informationen entnehmen. Das NAME-Schema soll eine Hilfestellung sein, welche Informationen für die Erstmaßnahmen (Abdichten, Auffangen etc.) relevant sein können.

N	**Name** (Stoffnummer, Informationsgewinnung)
A	**Aufbewahrung** (Aggregatzustand)
M	**Menge** (Gesamtmenge, Menge pro Zeit)
E	**Entwicklung** (Leckage, geschätzte Auslaufmenge)

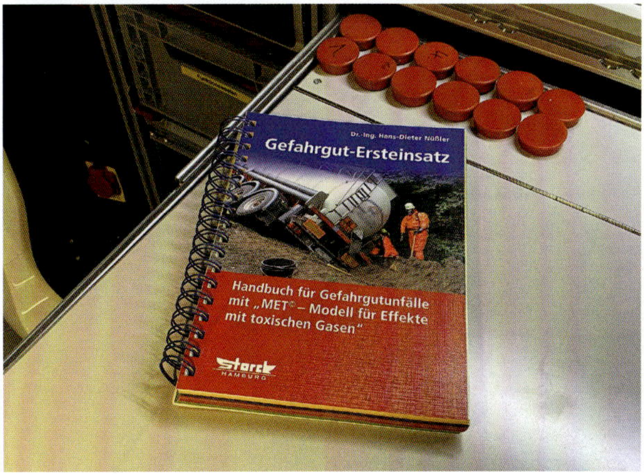

Abbildung 25: Neben digitalen Datenbanken empfiehlt sich immer noch ein Nachschlagewerk in Papierform: Handbuch Gefahrgut-Ersteinsatz auf einem ELW1 (Einsatzleitwagen 1). (Quelle: Mühlhoff, Nieste)

6.2 A-Einsatz

Der Umgang mit Radioaktivität setzt eine besondere Vorsicht voraus, da wir die von instabilen Atomkernen ausgehende ionisierende Strahlung nicht mit unseren Sinnen wahrnehmen können. Wir sind auf Messtechnik und Sicherheitsregeln angewiesen. Um die Sicherheit der Einsatzkräfte im A-Einsatz nicht unnötig zu gefährden, sind neben Dosiswarngeräten die Grundsätze aus der 4A-2V-Regel zu beachten.

4A-2V-Regel

Das Abstandsquadratgesetz (siehe Abbildung 26) besagt, dass die Intensität, die von einem radioaktiven Stoff als Strahler ausgeht, mit dem Quadrat der Entfernung abnimmt. Mit einfachen Worten bedeutet das: je größer der Abstand, desto besser. Ein weiterer Punkt ist die Aufenthaltsdauer, welche so gering wie möglich gehalten werden sollte (zur Erkundung, Menschenrettung usw.). Je nach Art der Strahlung (Alpha, Beta, Gamma) gibt es unterschiedliche Möglichkeiten der Abschirmung. Bei Einsätzen im Bereich der Nuklearmedizin ist zu prüfen, ob eine Strahlungsquelle abgeschaltet werden kann (zum Beispiel Abschaltung eines Röntgengeräts).

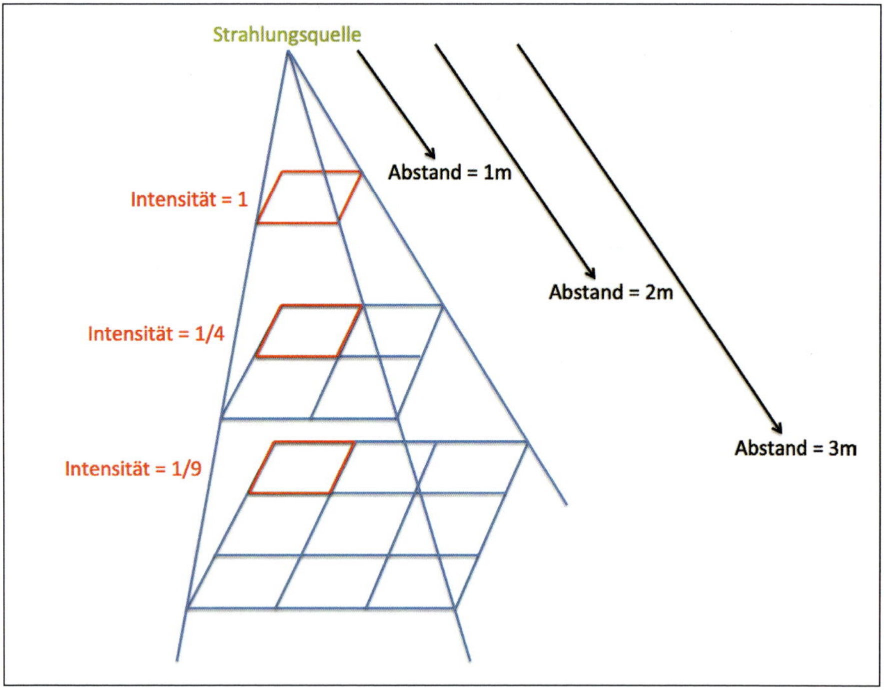

Abbildung 26: Modell Abstandsquadratgesetz (Quelle: Mühlhoff, Nieste)

Kontamination und Inkorporation werden in der FwDV 500 – Einheiten im ABC-Einsatz als Einsatzgrundsätze aufgeführt. Sie sind durch Tragen der entsprechenden Körperschutzform (KSF) und Dekontamination (Freimessen) zu vermeiden.

A	Abstand
A	Aufenthaltsdauer
A	Abschirmen
A	Abschalten
V	Vermeidung von Kontamination
V	Vermeidung von Inkorporation

6.3 C-Einsatz

EIMER-Regel

Explizit für Einsatzstellen mit chemischen Gefahrstoffen wurde die EIMER-Regel von Jörn Häußler (Hessische Landesfeuerwehrschule) aufgestellt. Sie dient einer strukturierten Lagefeststellung, welche maßgeblich von Art, Menge und Eigenschaften der Gefahrstoffe bestimmt wird.

E	Ereignis
I	Identifikation
M	Menge
E	Expansion
R	Richtigkeit

Das Ereignis als solches zielt auf die Fragestellung, warum es überhaupt zum Stoffaustritt kam (Ursache, Art der Beschädigung). Für weitere Maßnahmen sind vor allem Informationen über die Identifikation, die Menge und die Expansion des Stoffes entscheidend. Was tritt aus (freigesetzte Stoffe)? Wie viel tritt aus (Gesamtstoffmenge, Menge pro Zeit)? Wohin breitet sich der Stoff aus (Erdreich, Gewässer etc.)? Besonders bei Gasen ist die molare Masse in Abhängigkeit der Luftzahl[4] interessant, um festzustellen, ob das entweichende Gas schwe-

[4] Luftzahl = 30 g/mol (gerundeter Wert)

rer oder leichter als Luft ist und somit nach oben steigt oder nach unten sinkt. Das R der EIMER-Regel steht für „Richtigkeit“ und meint die Plausibilität der Erkundungsergebnisse. Dazu können beispielsweise die Begleitpapiere mit der Ladung verglichen werden. Diese werden zwar mittlerweile häufig als elektronische Beförderungspapiere mitgeführt, müssen dann aber separat mit dem Piktogramm „e“ gekennzeichnet sein und können über die Leitstelle oder die TP1-Notfallrufnummer (Trusted Party 1) abgerufen werden.

Hinweis: Weitere Informationen zu den elektronischen Beförderungspapieren sind auf der Seite des Bundesministeriums für Digitales und Verkehr (www.bmvi.de) zu finden.

7 Drehleitereinsatz

Hubrettungsfahrzeuge kommen bei der Feuerwehr bei weitem nicht nur bei Bränden zum Einsatz. Auch bei Hilfeleistungen, wie Sturmschäden, Türöffnungen oder Unterstützung für den Rettungsdienst, werden häufig Drehleitern oder für den Feuerwehrdienst ausgelegte Hubarbeitsbühnen hinzugezogen.

7.1 Einsatzgrundsätze

Die meisten Drehleitern bewegen sich in der Leiterklasse 30 Meter, welche den Einsatz an hohen Häusern[5] ermöglicht. Für den schnellen und sicheren Einsatz sind folgende Einsatzgrundsätze zwingend zu beachten.

HAUS-Regel

Die HAUS-Regel, ursprünglich entwickelt von Jan Ole Unger und Nils Beneke, findet unabhängig von Bauart, Baujahr und Hersteller für alle Hubrettungsfahrzeuge Anwendung. Sie soll Führungskräften und der Drehleiterbesatzung als taktisches Hilfsmittel zur Seite stehen.

H	**Hindernisse** (Bäume, Freileitung, Fahrzeuge etc.)
A	**Abstände** (Abstützbreite, zum Objekt, auf der unbelasteten Seite etc.)
U	**Untergrund** (Basis für die Standsicherheit)
S	**Sicherheit** (Absicherung, Sicherheitsabstände Elektrizität etc.)

Der Einsatz von Hubrettungsfahrzeugen kann durch Hindernisse, wie zum Beispiel Bäume und Bewuchs, elektrische Frei- bzw. Oberleitungen, parkende Fahrzeuge etc. eingeschränkt werden. Beim Aufstellen einer Drehleiter sind je nach Einsatzzweck bestimmte Abstände einzuhalten, um den taktischen Einsatzwert optimal und sicher nutzen zu können. Unter anderem müssen die Abstützbreite, der Abstand zum Objekt, der Abstand auf der unbelasteten Seite und ein Freiraum hinter dem Hubrettungsfahrzeug berücksichtigt werden. Basis für die Standsicherheit ist der Untergrund. Er muss tragfähig und ausreichend befestigt

[5] Gebäude bis 22 m Höhe gemäß Musterbauordnung

sein. Ein Abstützen auf Gully- oder Schachtdeckeln ist grundsätzlich zu vermeiden. Es wird ein Abstand von mindestens einem halben Meter zu Bodeneinlässen jeglicher Art empfohlen. Zu guter Letzt steht das Wort „Sicherheit“ für die Absicherung der Einsatzstelle, die Sicherheitsabstände zu elektrischen Anlagen nach DIN VDE 0132 und die generelle Berücksichtigung der Gefahrenmatrix (siehe Kapitel Gefahren an der Einsatzstelle, Seite 13). Die Grundsätze der Deutschen Gesetzlichen Unfallversicherung (DGUV) sind zwingend zu beachten.

Hinweis: Weitere Informationen zum Thema Drehleiter und der HAUS-Regel sind unter www.drehleiter.info zu finden.

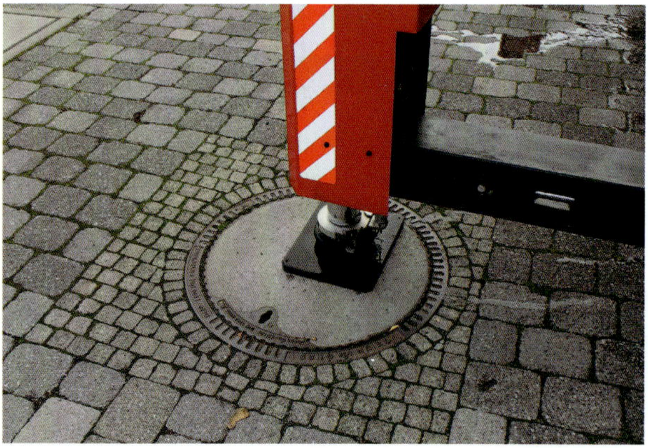

Abbildung 27:
Negativbeispiel: Drehleiterabstützung auf einem Schachtdeckel
(Quelle: Mühlhoff, Nieste)

8 Spezielle Rettung

In diesem Kapitel sind spezielle Rettungstechniken, wie die Rettung aus Höhen und Tiefen und die Wasser- und Strömungsrettung, aufgeführt. Auch hier findet man die ein oder andere Merkregel zu Vorgehensweisen und Sicherheit.

8.1 Absturzsicherung

Unter Absturzsicherung versteht man im weitesten Sinne den horizontalen und vertikalen Vorstieg mittels Gerätesatz Absturzsicherung nach DIN 14800-17. Aber auch das Thema Halten und Rückhalten und Retten (gesichertes Herunterführen einer Person über tragbare Leitern) mittels Feuerwehrhaltegurt und Feuerwehrleine gehören zur Absturzsicherung. Unabhängig vom Aufbau wird in der Regel ein geeigneter Festpunkt bzw. Anschlagpunkt mit ausreichender Festigkeit (min. 10 kN) benötigt. Ebenso benötigt wird eine Seilbremse, welche in der Absturzsicherung durch eine Halbmastwurfsicherung (HMS) realisiert wird.

ABS-System

Das ABS-System nach Berghold dient einem kurzen Sicherheitscheck, bevor der Vorsteiger losklettert bzw. eine Person gegen Absturz gesichert wird. Zunächst wird der Anschlagpunkt nochmals beurteilt und der Anschlagknoten bzw. das Anschlagmittel überprüft. Die Bremse muss funktionieren. Daher wird überprüft, ob die Halbmastwurfsicherung (HMS) korrekt eingelegt ist, und eine Funktionsprobe durchgeführt. Bevor es los geht, wird noch einmal der Seilverlauf kontrolliert und sichergestellt, dass die Sicherung steht.

A	**Anschlagpunkt** (Festigkeit, Knoten, Karabinerverschlüsse etc.)
B	**Bremse** (korrekt eingelegt, Funktionsprobe)
S	**Stopp, bevor es losgeht** (Seilverlauf, Sicherung steht)

Hinweis: Auch beim Selbstretten nach FwDV 1 – Grundtätigkeiten kann das ABS-System als Sicherheitscheck angewendet werden. Bei Aus- und Fortbildungen ist eine Redundanz zwingend erforderlich.

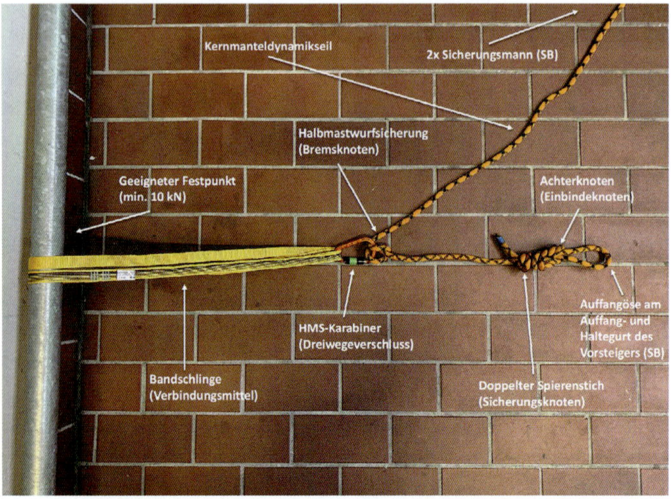

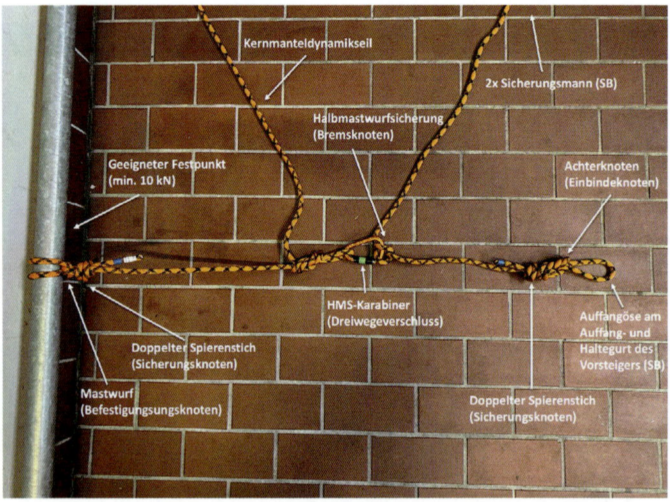

Abbildung 28/1-2: Zwei Varianten der Sicherungskette im Umgang mit dem Gerätesatz Absturzsicherung nach DIN 14800-17 (Quelle: Mühlhoff, Nieste)

8.2 Spezielle Rettung aus Höhen und Tiefen (SRHT)

Bei der Speziellen Rettung aus Höhen und Tiefen (SRHT), umgangssprachlich auch Höhenrettung genannt, gibt es nahezu keine Grenzen. Sie lebt von der Variantenvielfalt und ermöglicht dadurch eine seilunterstützte Rettung in unterschiedlichen Höhen und Tiefen, über Strecken (Seilbahn/Schrägseil), an Bauwerken, in der Natur und an weiteren Strukturen. Höhenrettungseinheiten werden oft überörtlich oder von Berufsfeuerwehren gestellt und kommen dann zum Einsatz, wenn eine Rettung über eine Drehleiter und mit Grundvarianten aus der FwDV 1 – Grundtätigkeiten nicht mehr möglich sind.

PSAgA-Check

PSAgA steht im Zusammenhang mit Höhenrettung eigentlich für Persönliche Schutzausrüstung gegen Absturz. PSAgA kann aber durchaus auch als Akronym verwendet werden, um vor dem Ausstieg (aus einem Objekt o.Ä.) nochmal alles Wesentliche und Sicherheitsrelevante durchzugehen.

P	**Partnercheck** (4-Augen-Prinzip)
S	**Systemcheck** (ABS-System)
A	**Aufbau von 2 Systemen** (Redundanz)
g	**geeignete Kommunikationsmittel** (Funk, Signalpfeife, Rufen)
A	**Ausrüstung vollständig?** (zum Beispiel Material für einen Flaschenzug)

Das Akronym beinhaltet die wichtigsten Aspekte: angefangen vom Partnercheck im 4-Augen-Prinzip (Gurt richtig angelegt und Verschlüsse geschlossen?) über den Systemcheck (siehe ABS-System, Seite 55) bis hin zum Aufbau eines redundanten Systems. Funktionsfähige Kommunikationsmittel und eine vollständige Ausrüstung sind ebenso von Bedeutung, sodass dem Einsatzziel nichts im Wege steht und auch mögliche Komplikationen keine böse Überraschung darstellen.

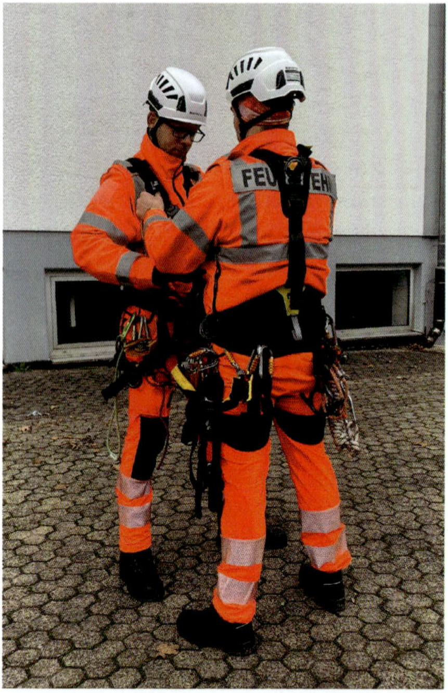

Abbildung 29:
Zwei Höhenretter beim Partnercheck nach dem 4-Augen-Prinzip
(Quelle: Mühlhoff, Nieste)

8.3 Wasser- und Strömungsrettung

Das Aufgabenbiet der Wasser- und Strömungsrettung liegt in weiten Teilen bei den bundesweit aufgestellten Wasserrettungsorganisationen, wie der DLRG, der DRK-Wasserwacht oder der ASB-Wasserrettung. Aber auch Feuerwehren mit großen Gewässern in ihrem Einsatzgebiet halten zum Teil Spezialkräfte und -ausrüstung vor.

RTRG-Schema

Bei der Wasser- und Strömungsrettung gibt es eine Art Eskalationsstrategie für die taktische Vorgehensweise. Zunächst versucht man, die im Wasser befindliche Person durch Ansprache zum Schwimmen zu animieren oder sie mit den

Händen zu erreichen. Schafft es die Person nicht aus eigener Kraft heraus, versucht man, sie mit Hilfsmitteln (Wurfleine, Rettungsring, Paddel, Leiterteil etc.) zu erreichen. Wenn möglich, rudert man mit einem Boot o.Ä. zu der Person. Als letzte Möglichkeit bleibt das Anschwimmen, um die Person vor dem Ertrinken zu retten. Je nach Temperatur- und Strömungsverhältnissen ist das Schwimmen mit einer erheblichen Eigengefährdung verbunden. Bei bewusstlosen, im Wasser treibenden Personen bleiben nur die beiden zuletzt genannten Optionen für eine Rettung. Ziel dieser Eskalationsstufen soll eine Gefahrenminimierung für den Retter sein.

R	**Reach** (Erreichen)
T	**Throw** (Werfen)
R	**Row** (Rudern)
G	**Go** (Schwimmen)

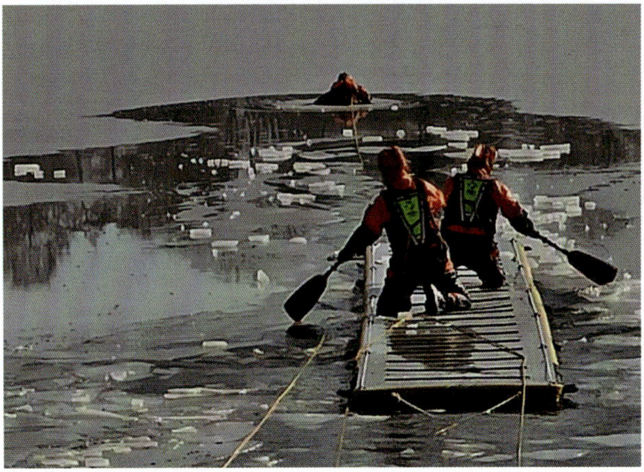

Abbildung 30:
Wasser- und Eisrettungsübung: Rettungsschwimmer paddeln mit einem Rettungssteg zu einer Person in einem stehenden Gewässer.
(Quelle: Bauch, Osterode am Harz)

9 Ersteindruck

9.1 Sicherheit an der Einsatzstelle

Ein wesentlicher Bestandteil eines Rettungsdiensteinsatzes ist die Sicherheit an der Einsatzstelle, also sowohl der Eigenschutz als auch die Sicherheit des Patienten und die Sicherheit für Dritte. Einsatzmeldungen wie „Zustand nach häuslicher Gewalt", „Psychischer Ausnahmezustand", „Verkehrsunfall", „Suizidankündigung", „Zwangseinweisung" uvm. bringen automatisch einen verstärkten Fokus auf die Einsatzstellensicherheit mit sich. Jedoch kann auch der „Standardeinsatz" gefährlich werden. Umso wichtiger ist es, sich einen vernünftigen Ersteindruck zu verschaffen.

SSSS und 4S

Dabei sollen die Schemata SSSS bzw. 4S helfen.

S	**Scene** (Einsatzstelle)
S	**Safety** (Sicherheit)
S	**Situation** (Situation)
S	**Support** (Nachforderung)

Unter dem Punkt „Scene" gilt es, die Einsatzstelle zu beurteilen (Ein- oder Mehrfamilienhaus, öffentliches Gebäude, Waldgebiet, Autobahn, Industrie- und Gewerbehallen). Das zweite S steht für die Sicherheit an der Einsatzstelle. Hier stehen Eigenschutz und Patientensicherheit im Vordergrund (Infektionskrankheiten, Gefahrstoffe, Gefahr durch fließenden Verkehr etc.). Auch die Gefahrenmatrix aus Kapitel Gefahren- und Einsatzlehre (vgl. Seite 14) kann hier Anwendung finden. „Situation" meint die genauen Umstände an der Einsatzstelle. Passen Meldebild und tatsächlich vorgefundene Situation zueinander? Wie viele Verletzte gibt es? Wie wird der Einsatz ablaufen? Infolgedessen stellt sich bei dem letzten S die Frage nach Unterstützung (weiterer Rettungswagen, Notarzt, Feuerwehr, Polizei etc.).

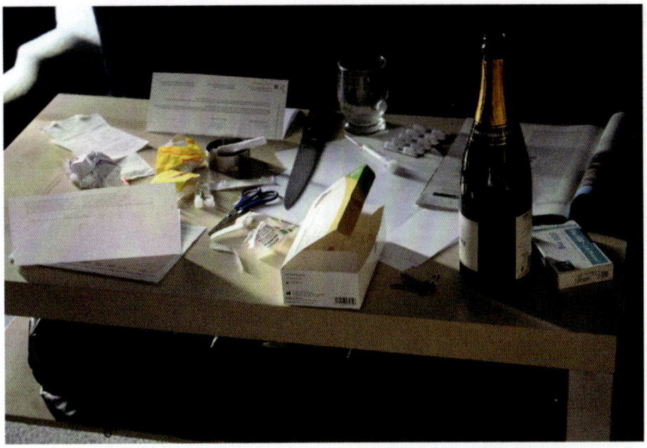

Abbildung 31: Wohnzimmertisch eines Patienten in einem gestellten Einsatzszenario. Gefährliche Gegenstände wie Messer, Spritzen, Glasflaschen etc. sollten möglichst nicht in Reichweite des Patienten liegen.
(Quelle: Mühlhoff, Nieste)

S	**Sicherheit und Beurteilung der Einsatzstelle**
S	**Sofortige Nachforderung/Rückmeldung erforderlich?**
S	**Stimulation** (Reize setzen)
S	**Stripping** (Oberkörper entkleiden zur AB[6]-Beurteilung)

„4S“ kommt in dieser Version aus den NUN-Algorithmen (Empfehlung des Landesausschuss Rettungsdienst Niedersachsen) und hat einen ähnlichen Zweck wie das vorherige Schema. Ergänzt wird dieses durch die Punkte „Stimulation“ und „Stripping“. Dabei geht es um die gezielte Ansprache (ggf. Reize setzen) von bewusstseinseingetrübten Patienten und die Kontrolle von Mundraum (frei, verlegt, drohende Atemwegsverlegung) sowie die Beurteilung der Atmung (Heben und Senken des Brustkorbs, Atemfrequenz, Atemtiefe, Atemarbeit).

[6] AB = „Airway“ und „Breathing“ aus dem ABCDE-Schema (siehe auch Kapitel Strukturierte Versorgung, Seite 66)

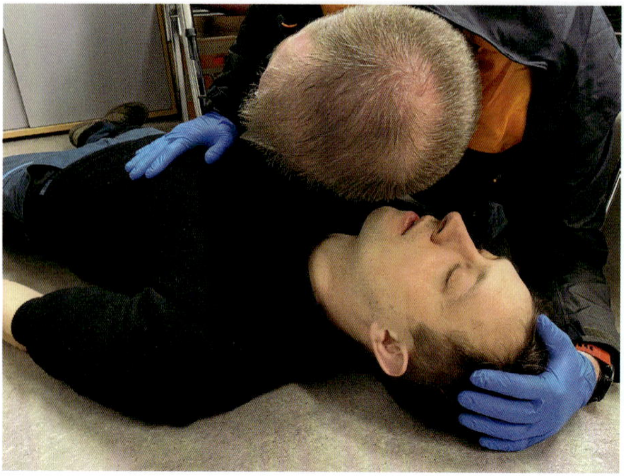

Abbildung 32: Überstreckter Kopf, Ohr über Mund und Nase, Hand und Blick auf den Thorax: Beurteilung der Atmung bei einer bewusstlosen Person. (Quelle: Mühlhoff, Nieste)

9.2 Basismaßnahmen

Egal ob als Ersthelfer oder als medizinisches Fachpersonal im Rettungsdiensteinsatz, die Arbeit am Patienten beginnt in der Regel mit gewissen Basismaßnahmen. Art und Umfang werden dabei durch die jeweilige fachliche Qualifikation und die zur Verfügung stehende medizinische Ausrüstung beeinflusst. Des Weiteren sind das Notfallbild und der Zustand des Patienten ausschlaggebend für die ersten Maßnahmen.

SMH und 3A

Besonders für Ersthelfer vereinfacht die Kombination aus SMH und 3A die Herangehensweise an einen Patienten. Das Akronym SMH wurde von der „Schnellen Medizinischen Hilfe" abgeleitet, welche zu DDR-Zeiten für sämtliche medizinische Notfälle zuständig war.

S	Schützen
M	Melden
H	Helfen

Stellen wir uns einen Patienten im öffentlichen Raum vor, beispielsweise eine gestürzte Person auf einer innerstädtischen Straße. So ist diese zunächst vor äußeren Einflüssen (Verkehr, Wetter etc.) zu schützen. Hat sich die Person verletzt und muss behandelt werden, so ist der Sturz über den Notruf zu melden und der Person bis zum Eintreffen des Rettungsdienstes zu helfen.

A	Anschauen
A	Ansprechen
A	Anfassen

In der Regel beginnt unterbewusst eine visuelle Beurteilung des Patienten durch Anschauen beim Eintreffen (sichtbare Blutungen, Bekleidung, Alter etc.). Reagiert die Person nicht auf Ansprache, ist sie möglicherweise bewusstlos. Durch Anfassen versuchen wir, die Person zu stimulieren und so zu erwecken. Klappt das nicht, ist die Person in die Seitenlage zu verbringen und bis zur weiterführenden Behandlung zu überwachen.

PAKET, HELD und BASICS

Die nachfolgenden Akronyme sind etwas weiterführend und geben einen Rahmen für die ersten Maßnahmen am Patienten. Sie bauen zum Teil aufeinander auf, ergänzen sich oder sind als Alternativen zu betrachten.

Das PAKET-Schema wurde von der Johanniter-Unfall-Hilfe e.V. entwickelt und ist dort fester Bestandteil bei Erste-Hilfe-Kursen.

P	Person ansprechen
A	Atmung kontrollieren
K	Korrekten Notruf absetzen
E	Eigenwärme erhalten
T	Trösten/Beruhigen

Nach der Kontrolle der Atmung sollte ein Notruf bzw. als Rettungsdienst ggf. eine Notarztnachforderung abgesetzt werden. Ebenso ist ein schneller Wärmeerhalt, auch an warmen Tagen, beispielsweise mit einer Rettungsdecke unumgänglich. Notfallpatienten sind häufig ängstlich oder aufgelöst. Umso wichtiger ist es, dass man von Anfang an Sicherheit und Ruhe vermittelt und den Patienten in seiner ungewohnten Situation betreut.

Ein ähnliches Erste-Hilfe-Schema gibt es auch vom Deutschen Roten Kreuz e.V. Dieses beinhaltet zum größten Teil dieselben Maßnahmen.

H	**Hilfe rufen** (Notruf/Nachforderung)
E	**Ermutigen/den Patienten betreuen**
L	**Lebenswichtige Funktionen/Lagerung** (zum Beispiel Seitenlage)
D	**Decke** (Wärmeerhalt)

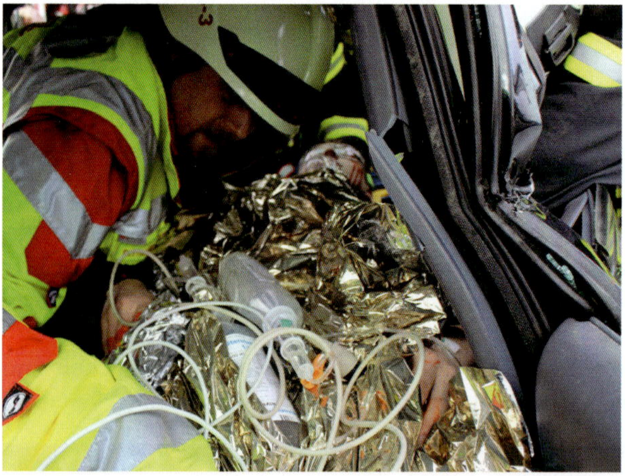

Abbildung 33: Rettungsdecke aus einem Kraftwagen-Verbandkasten: Ein frühzeitiger Wärmeerhalt kann bei einem Verkehrsunfall schon durch Ersthelfer erfolgen. (Quelle: Mühlhoff, Nieste)

Ebenfalls weit verbreitet ist das BASICS-Schema. Es dient vorrangig der Versorgung von wachen und ansprechbaren Patienten und kann sowohl vom Rettungsdienst als auch teilweise von Ersthelfern angewandt werden.

B	Beruhigen
A	Atmung optimieren
S	Stabiler Blutdruck
I	Immobilisation/Lagerung
C	Check-Up/Basismonitoring
S	Schutz vor äußeren Einflüssen

Ergänzend können durch einfache Techniken (zum Beispiel Esmarch-Handgriff) die Atmung optimiert werden. Je nach Kreislaufsituation kann durch Autotransfusion (Hochlagerung der Beine) eine kurzzeitige Blutdruckstabilisierung erreicht werden. Durch entsprechende Immobilisation und Lagerung können Schmerzzustände verbessert und eine Verschlimmerung verhindert werden. Unter Basismonitoring versteht man im Rettungsdienst in der Regel die Messung von Blutdruck, Sauerstoffsättigung, Puls, Herzfrequenz (EKG-Ableitung nach Einthoven und Goldberger) mittels apparativer Diagnostik.

Achtung: Autotransfusion oder Schocklagerung sind keine allgemeingültigen Methoden zur Kreislaufstabilisierung. Indikationen und Kontraindikationen sind zwingend zu beachten! Unterkühlte Patienten dürfen keinesfalls in eine Schocklagerung gebracht werden, da dies zu Herzrhythmusstörungen oder gar zum kompletten Herz-Kreislauf-Stillstand führen kann.

10 Strukturierte Versorgung

Nachdem wir uns einen Ersteindruck verschafft und ggf. lebensrettende Basismaßnahmen eingeleitet haben, geht es präklinisch mit einer strukturierten Notfallversorgung weiter. Dabei steht nicht nur die Untersuchung mit entsprechenden therapeutischen Maßnahmen im Vordergrund, sondern auch eine vollständige Anamnese und angemessene Kommunikation mit dem Patienten.

10.1 Untersuchung

ABCDE-Schema

Das ABCDE-Schema ist mittlerweile wortwörtlich das ABC des Rettungsdienstes. Besonders bei kritischen Patienten hilft es, eine gewisse Struktur zu wahren und die möglicherweise lebensrettende Reihenfolge einzuhalten. Fixierungsfehler (zum Beispiel Fehlstellung einer Extremität bei einem Polytrauma[7] mit Schädel-Hirn-Trauma (SHT)) können in dieser Phase fatale Folgen haben.

A	**Airway** (Atemwege)
B	**Breathing** (Belüftung)
C	**Circulation** (Kreislauf)
D	**Disability** (Neurologische Defizite)
E	**Exposure** (Entkleiden/Erweiterte Untersuchung)

Zunächst sind die Atemwege zu kontrollieren. Dabei stellen sich folgende Fragen. Sind die Atemwege frei? Verlegt? Oder besteht die Gefahr einer drohenden Verlegung? Beispielsweise bei einer anaphylaktischen Reaktion auf einen Insektenstich im Mundraum können die oberen Atemwege im Verlauf zuschwellen. Gibt es unter A keinen weiteren Handlungsbedarf bzw. wurde der Atemweg gesichert, geht es mit dem Buchstaben B für Belüftung weiter. Hier werden Atemarbeit, -frequenz, -zugtiefe und auch die Sauerstoffsättigung im Blut beurteilt. Außerdem ist je nach Krankheitsbild eine Auskultation der Lunge mittels Stetho-

[7] Mehrere gleichzeitig entstandene Verletzungen, wovon bereits eine oder die Kombination mehrerer Verletzungen lebensbedrohlich sind.

skop unumgänglich. Auch auf Stauungszeichen, wie zum Beispiel gestaute Halsvenen, wird bei B geachtet. Anschließend werden alle für den Kreislauf relevanten Parameter erhoben. Darunter fällt neben der Pulsfrequenz, dem systolischen und diastolischen Blutdruck, einem EKG auch die Rekapillarisierungszeit (Rekap-Zeit). Auch auf Hautkolorit und Zentralisationszeichen wird geachtet. Hinter dem Buchstaben D verbirgt sich eine Untersuchung hinsichtlich neurologischer Defizite. Dabei wird die Grobmotorik beurteilt bzw. die Glascow-Coma-Scale (GCS) erhoben. Außerdem wird eine Pupillenkontrolle hinsichtlich Lichtreagibilität, Anisokorie, Nystagmus und eventueller Blickwendung durchgeführt. Auch die Blutzucker-Messung gehört rein formell zur neurologischen Untersuchung, wird jedoch in der Praxis häufig schon bei der Anlage eines intravenösen Zugangs (i.V. -Zugang) mitgemacht. Letztendlich gilt es, anschließend noch eine ganzheitliche bzw. erweiterte Untersuchung durchzuführen. Darunter können das Entkleiden, ein vollständiger Bodycheck und die Kontrolle der Körpertemperatur fallen. Hier gibt es je nach Patientenzustand, Meldebild und vorgefundener Lage gewisse Variablen in der Durchführung und Notwendigkeit. Meist ist dies eine Schnittstelle zur weiteren Anamnese (siehe Seite 69).

Hinweis: Das cABC- oder auch xABC-Schema zur Vorgehensweise bei lebensbedrohlichen Blutungen wird im Kapitel Trauma auf Seite 92 separat beschrieben.

Klagt der Patient über abdominelle Beschwerden oder stellen wir Auffälligkeiten beim Bodycheck fest, müssen wir den Bauch des Patienten etwas genauer untersuchen.

IPAP-Schema

Für die Untersuchung von Notfallfallbildern wie dem akuten oder unklaren Abdomen steht das IPAP-Schema als weiteres Untersuchungstool zur Verfügung.

I	Inspektion
P	Palpation
A	Auskultation
P	Perkussion

Zunächst gilt es, das Abdomen hinsichtlich äußerer Veränderungen zu inspizieren. Das können Prellmarken mit traumatischem Ursprung, aber auch äußerlich sichtbare Hernien sein. Bei der Palpation teilt man den Ober- und Unterbauch gedanklich in vier Quadranten auf und beginnt mit der schmerzunempfindlichsten Region. Dabei liegt ein besonderes Augenmerk auf einer gezielten Abwehrspannung des Patienten und einer gespannten Bauchdecke. Die Auskultation des Abdomens hinsichtlich Darmgeräuschen ist präklinisch sehr schwierig und nur bedingt möglich, da sie eine absolut ruhige Umgebung und mehrere Minuten benötigt. In der Praxis sollte die Auskultation des Abdomens jedoch unbedingt der Palpation vorgezogen werden, da durch die Palpation des Abdomens Darmgeräusche hervorgerufen werden können, die den Auskultationsbefund verfälschen könnten. Auch die Perkussion (Abklopfen der Körperoberfläche) erweist sich als relativ schwierig und erfordert gewisse Erfahrung, um hypo- und hypersonoren Klopfschall voneinander zu unterscheiden.

Arztbesetzte Rettungsmittel führen häufig kleine Ultraschallgeräte mit, womit bereits präklinisch freie Flüssigkeiten diagnostiziert werden können.

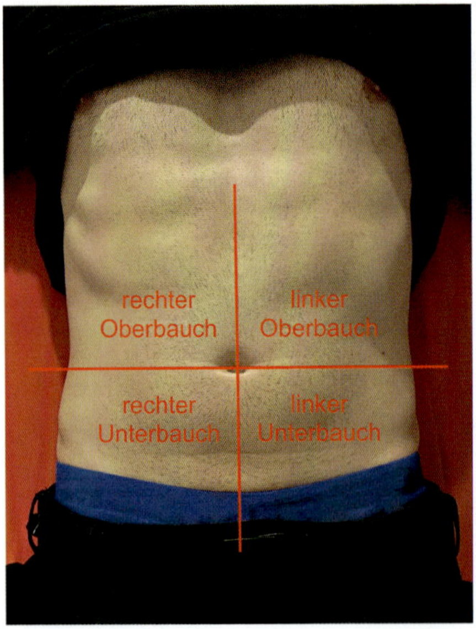

Abbildung 34:
Darstellung der vier Untersuchungsquadranten des Abdomens
(Quelle: Mühlhoff, Nieste)

Hinweis: Besteht der Verdacht eines Traumas, sollte man den Patienten zusätzlich nach den Schemata SSV und PPFAD untersuchen, um keine Verletzung zu übersehen. Siehe dazu Seite 92 im Kapitel Trauma.

10.2 Anamnese

Angeknüpft an eine strukturierte Untersuchung liefert uns eine vollständige Anamnese wertvolle Informationen zum Patienten.

SAMPLER+S und S-KAMEL

Ob zur Eingrenzung der Verdachtsdiagnose oder zur Risikoabschätzung bei vorherrschenden Verletzungen und Krankheiten – alle für uns, aber auch zur weiteren Behandlung relevanten Informationen können wir mithilfe des SAMPLER+S Schemas herausfinden.

S	Symptome/Schmerzen
A	Allergien
M	Medikamente
P	Patientengeschichte
L	Letzte Mahlzeit/Stuhlgang/Periode
E	Ereignis (Sturz etc.)
R	Risikofaktoren (Rauchen, Adipositas etc.)
+	
S	Schwangerschaft

In der Regel beschreibt oder zeigt ein Notfallpatient eine gewisse Symptomatik. Das können u.a. Schmerzen sein, welche wir mit dem OPQRST-Schema (siehe Seite 70) näher hinterfragen können. Außerdem fragen wir nach bekannten Allergien oder Medikamentenunverträglichkeiten. Dies ist besonders für die Applikation von Medikamenten im Rettungsdienst, aber auch für die weitere klinische Behandlung von Bedeutung (siehe auch Kapitel Pharmakologie, ab Seite 108). Viele ältere, vereinzelt aber auch junge Patienten müssen regelmäßig Medikamente einnehmen. Informationen dazu finden wir meist auf einem Medikamentenplan. Der Grund für eine Dauermedikation ist in der Regel eine Vor- bzw. Grunderkrankung. Oftmals erschließt sich die Patientenvorgeschichte aus einem aktuellen Arztbrief. Je nach Krankheitsbild bzw. vorliegender Symptomatik sind Informationen wie die letzte Mahlzeit/Stuhlgang/Periode ein besonderes Ereignis und bestimmte Risikofaktoren für uns relevant. Bei weiblichen Patienten im gebärfähigen Alter sollte beispielsweise bei unklaren abdominellen Beschwerden auch eine Schwangerschaft in Betracht gezogen werden.

Alternativ kann auch das S-KAMEL-Schema zur Anamnese genutzt werden. Es hat ähnliche Bestandteile und denselben Zweck wie das SAMPLER+S Schema.

S	Symptome
-	
K	Krankheiten
A	Allergien
M	Medikation
E	Ereignisse vor dem Krankheitseintritt
L	Letzte Nahrungsaufnahme

Wie bereits erwähnt, können Schmerzen noch einmal genauer betrachtet bzw. beurteilt werden. Dies geschieht mit Hilfe des OPQRST-Schemas.

OPQRST-Schema

Zur besseren Einschätzung der Situation ist der Beginn der Schmerzen interessant. Handelt es sich um ein bereits bekanntes, langanhaltendes Problem (zum Beispiel chronische Schmerzen) oder haben wir es mit einem neu aufgetretenen Ereignis (zum Beispiel erstmaliger Brustschmerz) zu tun? Können die Schmerzen durch Bewegung oder Lagerung provoziert oder auch gelindert werden? Auch Immobilisation kann Schmerzen lindern, sodass präklinisch eventuell auf ein Schmerzmedikament verzichtet werden kann. Sind die Schmerzen punktuell oder strahlen sie in andere Regionen aus? Im Beispiel des akuten Koronarsyndroms (engl.: acute coronary syndrome (ACS)) können thorakale Schmerzen in den (linken) Arm, den Unterkiefer, den Oberbauch oder auch in die Schulter ziehen. Die Stärke der Schmerzen kann mithilfe einer Schmerzskala gemessen werden. Hierbei sind die

Numerische Rating Skala (NRS) und die Visuelle Analog Skala (VAS) die bekanntesten Tools. Der zeitliche Verlauf kann Hinweise auf bestimme Krankheitsbilder bzw. Verletzungen, wie beispielsweise eine zweizeitige Milzruptur, geben.

O	**Onset** (Beginn der Schmerzen)
P	**Palliation/Provokation** (Linderung/Provokation)
Q	**Quality** (Schmerzqualität)
R	**Radiation** (Ausstrahlung der Schmerzen)
S	**Severity** (Stärke der Schmerzen)
T	**Time** (Zeitlicher Verlauf der Schmerzen)

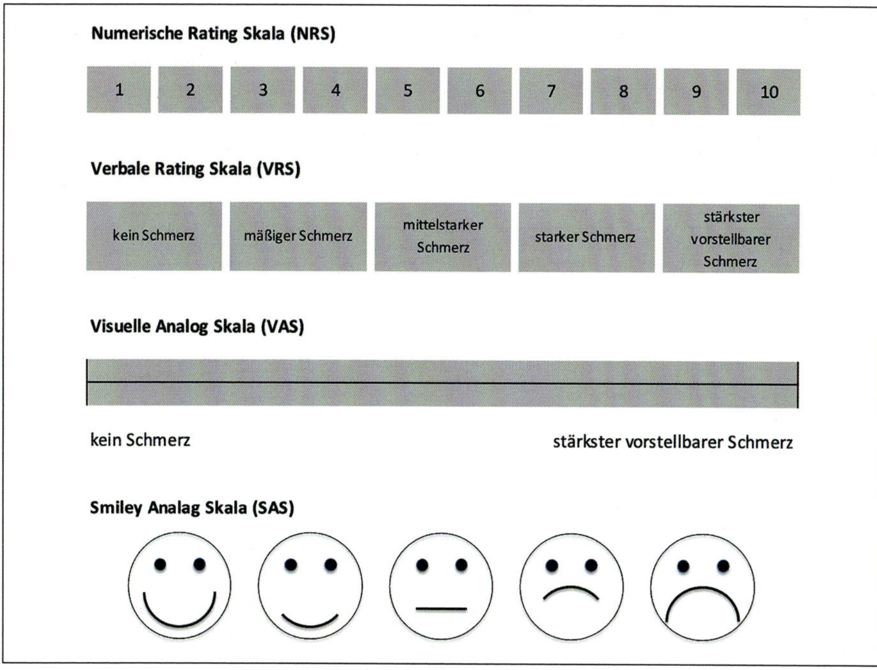

Abbildung 35: Schmerzskala: Numerische Rating Skala (NRS), Verbale Rating Skala (VRS), Visuelle Analog Skala (VAS) und Smiley Analog Skala (SAS) im Vergleich (Quelle: Mühlhoff, Nieste)

Schmerzen können unterschiedlichen Ursprung haben. Neben inneren Krankheitsbildern können vor allem Verletzungen nach traumatischen Ereignissen Schmerzen hervorrufen. Nicht immer ist ein Sturzereignis offensichtlich und kann ggf. auch schon mehrere Stunden oder Tage zurückliegen.

SPLATT-Schema

Das SPLATT-Schema kann bei der Anamnese eines gestürzten Patienten genutzt werden, um nähere Informationen zum Sturzereignis selbst zu bekommen. Besonders bei geriatrischen Patienten macht eine detaillierte Sturzanamnese Sinn.

S	**Symptomes** (Symptome)
P	**Previous** (Vergangenheit)
L	**Location** (Hindernisse)
A	**Activity** (Aktivität)
T	**Time** (Zeitpunkt)
T	**Trauma** (Probleme/Verletzungen)

Das Schema zielt auf folgende Fragestellungen. Zeigt der Patient durch den Sturz hervorgerufene Symptome (Schmerzen, Schwindel etc.)? Gab es in der Vergangenheit schon des Öfteren Stürze bzw. ist eine Fallneigung bekannt? Ist der Sturz durch ein Hindernis (zum Beispiel Teppichkante, Treppenstufe) oder durch Kreislaufstörungen (zum Beispiel eine kurzzeitige Bewusstlosigkeit) hervorgerufen worden? Was hat der Patient gemacht, als er gestürzt ist? Welche Probleme bzw. Verletzungen sind durch den Sturz entstanden?

Das SPLATT-Schema ist als weiteres Puzzleteil in der gesamten Anamnese zu betrachten und soll die Entscheidung über Weiterbehandlung und Transport erleichtern. Kommt beispielsweise eine Synkope als Ursache für den Sturz in Betracht, ist dies bei der Auswahl der Zielklinik zu berücksichtigen. Patienten mit Blutverdünnern in der Vormedikation sollten nach einem Sturz klinisch überwacht werden. Eine isolierte Schürfwunde hingegen kann auch durch geschultes Pflegepersonal in einem Wohnheim versorgt werden.

10.3 Kommunikation

Anamnese bedeutet Kommunikation. Jeder Mensch kommuniziert anders und reagiert unterschiedlich auf Ansprache durch „Fremde“.

Besonderer Umgang

Besonders beim Umgang mit ängstlichen Patienten bedarf es jedoch einer gesonderten Art der Kommunikation.

4S-Regel

Die 4S-Regel soll in diesem Zusammenhang als Hilfestellung dienen und zu einer erfolgreichen Kommunikation führen. Sie soll Sicherheit sowohl für den Patienten als auch für das Rettungsdienstpersonal vermitteln und so zu einer Beziehung führen. Entwickelt wurde die 4S-Regel von den Professoren Lasogga und Gosch.

S	Sprich und höre zu.
S	Sage, dass du da bist und dass etwas passiert.
S	Suche vorsichtigen Körperkontakt.
S	Schirme den Patienten/die Person von Zuschauern und anderen belastenden Einflüssen ab

Ein weiteres Schema zur Krisenintervention ist das BELLA-Konzept. Krisenintervention ist nicht nur für geschulte Kräfte der Psychosozialen Notfallversorgung (PSNV) und Psychologen ein Thema. Besonders in Akutsituationen, wie beispielsweise einer Suizidankündigung, wird dem Rettungsdienstpersonal ein hohes Maß an Kommunikationsgeschick abverlangt.

BELLA-Konzept

Das BELLA-Konzept nach Gernot Sonneck baut auf die 4S-Regel auf und ist fester Bestandteil beim Umgang mit Patienten in psychischen Ausnahmesituationen.

B	Beziehung aufbauen
E	Erfassen der Situation
L	Linderung von Symptomen
L	Leute einbeziehen, die unterstützen
A	Ansatz zur Problembewältigung finden

Beziehung aufbauen bedeutet, den Patienten so zu nehmen, wie er ist und ihm das Gespräch anzubieten. Im Gespräch gilt es, die Situation zu erfassen und durch gezielte Fragen Informationen über das Ereignis, Physisches und Psychisches zu gewinnen. Symptome sind Warnsignale des Körpers. Der Patient soll Gefühlen freien Lauf lassen und dadurch Stress abbauen können. Sofern möglich und dienlich, sind weitere Personen, zum Beispiel Notärzte, Fachärzte oder auch Angehörige, mit einzubeziehen. Letztlich müssen Lösungen zur Angstbewältigung und weiteren Behandlung eingeleitet werden. Dabei kann an bisherige Strategien angeknüpft werden oder aber auch erstmalige Hilfe in einer entsprechenden Fachklinik in Anspruch genommen werden.

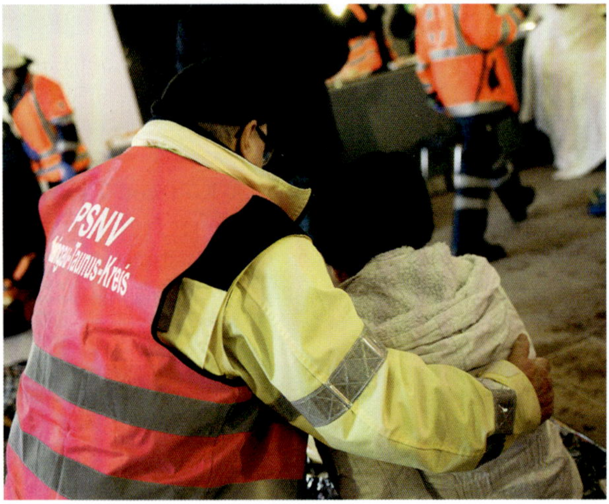

Abbildung 36: Betreuung einer betroffenen Person (Quelle: Michael Ehresmann, Feuerwehrportal Wiesbaden112.de)

Hinweis: Siehe auch das SAFER-Modell (Leitfaden zur Krisenintervention) nach Mitchell und Everly im Kapitel Einsatznachbesprechung auf Seite 21.

Übergabe

Die Übergabe an das weiterbehandelnde Personal ist die Schnittstelle zwischen Präklinik und Klinik. Das kann der diensthabende Arzt in der Notaufnahme oder aber auch der Traumaleader (Leitender Arzt im Schockraum) sein. Wichtig bei der Übergabe ist, neben den allgemeinen Kommunikationsregeln, die in dem Moment wichtigsten Fakten zu nennen und sich strukturiert auf das Wesentliche zu beschränken.

Oftmals hilft es, sich gedanklich wieder am ABCDE-Schema (vgl. Seite 66) entlangzuhangeln. Aber auch Schemen wie das MIST- bzw. ATMIST-Schema können vor allem bei Traumapatienten gut genutzt werden.

MIST- bzw. ATMIST-Schema

Beim polytraumatisierten Motorradfahrer, der mit rund 100 km/h auf der Landstraße mit einem Traktor kollidiert ist, ist für das Schockraumteam zunächst Folgendes interessant.

M	**Mechanism** (Unfallmechanismus)
I	**Injury** (Verletzungen)
S	**Signs/Symptoms** (Symptome/Befunde)
T	**Treatment** (Behandlung/Versorgung)

Hinsichtlich des Unfallmechanismus und der Kinematik können Fotos von der Unfallstelle und dem Unfallfahrzeug durchaus dienlich sein. Welche Verletzungen hat der Patient bzw. welche Symptome zeigt dieser? Und wie wurde der Patient vor Ort versorgt (Anlage einer Beckenschlinge etc.).

Ergänzt werden kann das Schema um das Alter und den Unfallzeitpunkt.

A	**Age** (Alter)
T	**Time** (Zeitpukt)
M	**Mechanism** (Unfallmechanismus)
I	**Injury** (Verletzungen)
S	**Signs/Symptoms** (Symptome/Befunde)
T	**Treatment** (Behandlung/Versorgung)

Das Schockraumteam muss sich nach einer strukturierten Übergabe ein Bild davon machen können, was mit dem Patienten passiert ist und welche Verletzung(en) jetzt sofort behandelt werden müssen.

ISOBAR-Schema

Ein weiteres Übergabekonzept ist das ISOBAR-Schema, auch verkürzt als ISBAR oder SBAR bekannt.

I	**Identifizierung**
S	**Situation**
O	**Observation**
B	**Background**
A	**Aufgaben**
R	**Rückfragen**

Auch hier geht es mit der Identität (Name, Alter) des Patienten los, gefolgt von der Situation am Einsatzort, also dem Unfall- bzw. Notfallgeschehen. Mit Observation sind der Untersuchungsbefund und die Vitalparameter gemeint. Als Background ist die Patientenvorgeschichte bzw. die SAMPLER-Anamnese (vgl. Seite 69) zu verstehen. Die Aufgaben ergeben sich aus dem vorliegenden Krankheitsbild oder Verletzungsmuster. Hier ist klar zu kommunizieren, was präklinisch bereits passiert ist (zum Beispiel Medikamentengabe durch den Rettungsdienst). Nach dem Motto „Read back“ dürfen wichtige Informationen gerne wiederholt oder nochmal hinterfragt werden.

11 Innere Medizin

Das Gebiet der Inneren Medizin beschäftigt sich mit der Diagnostik und Behandlung von Krankheiten innerer Organe, wie etwa Herz, Lunge, Leber Niere etc. Auch die Internistische Intensivmedizin ist Teil der Inneren Medizin und berührt uns im Rettungsdienst in dem Bereich Intensivtransport oder auch nach einer erfolgreichen Reanimation.

11.1 Kardiologie

Kardiologische Notfälle sind im Rettungsdienst keine Seltenheit. Bei der strukturierten Untersuchung eines kardiologischen Patienten steht uns eine moderne apparative Diagnostik zur Verfügung. Ein EKG darf präklinisch nicht fehlen und liefert uns bei richtiger Interpretation wichtige Hinweise zum Krankheitsbild. So kann beispielsweise ein STEMI[8] manifestiert oder auch eine Arrhythmie diagnostiziert werden.

EKG Diagnostik Fragen

Um die wesentlichen Dinge in einem EKG richtig interpretieren zu können, muss man kein Kardiologe sein. Mit einfachen Hilfsmitteln (zum Beispiel EKG-Lineal) und diesen 7 Fragen zur EKG-Diagnostik lassen sich die für den Rettungsdienst relevanten Notfallbilder erkennen.

1. Ist überhaupt elektrische Aktivität vorhanden?
2. Wie hoch ist die ventrikuläre (QRS-)Frequenz?
3. Ist der QRS-Rhythmus regelmäßig/unregelmäßig?
4. Ist der QRS-Komplex schmal oder verbreitert?
5. Ist Vorhofaktivität (P-Wellen) erkennbar?
6. Stehen Vorhof- und Kammeraktivität im Zusammenhang? Wenn ja, wie?
7. Gibt es signifikante ST-Strecken-Veränderungen?

[8] ST-Strecken-Hebungsinfarkt, englisch: st-segment elevation myocardial infarct (STEMI)

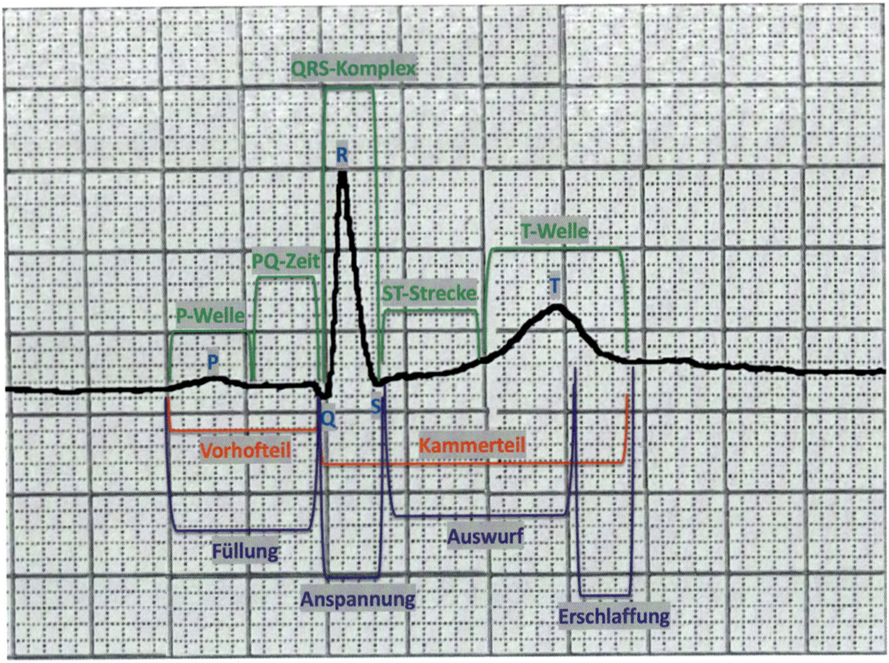

Abbildung 37: Schematische Darstellung eines QRS-Komplexes auf einem EKG-Rhythmusstreifen (Quelle: Mühlhoff, Nieste)

Tagtäglich werden Rettungswagen (RTW) und Notarzteinsatzfahrzeug (NEF) zu Patienten mit unklaren thorakalen Beschwerden alarmiert. Eine der häufigsten Arbeitsdiagnosen ist das Akute Koronarsyndrom (ACS). Dahinter stecken gleich mehrere kardiologische Erkrankungen, welche zum Teil erst klinisch klar differenziert werden können. Zeigt sich jedoch bereits im EKG eine signifikante ST-Strecken-Hebung in mindestens zwei benachbarten Ableitungen, ist von einem Herzinfarkt auszugehen und der Patient unter normalen Umständen zu „loaden“[9].

[9] Loading Dosis = Applikation von Medikamenten

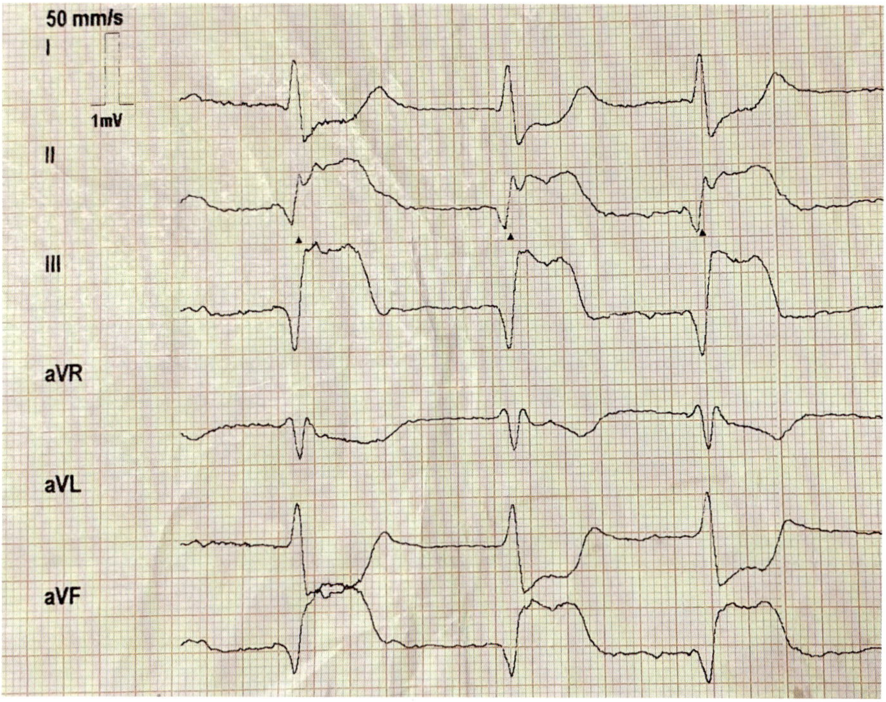

Abbildung 38: EKG-Rhythmusstreifen mit ST-Strecken-Hebungen in II, III und aVF, was auf einen Hinterwandinfarkt schließen lässt.
(Quelle: Zimmermann, Göttingen)

MONA-BH

Welche Medikamente ein Herzinfarktpatient präklinisch bekommen kann, steht in den Standardarbeitsanweisungen (engl.: standard operating procedure (SOP)) des jeweiligen Rettungsdienstbereiches. Letztlich muss für jeden Patienten eine individuelle Entscheidung über Medikament und Dosierung getroffen werden. Dabei sind Vormedikation, eventuelle Unverträglichkeiten und Gesamtzustand zu berücksichtigen. Das nachfolgende Akronym MONA-BH, auch bekannt unter MONAH, dient lediglich als Orientierungshilfe.

M	Morphin
O	O_2 (Sauerstoff)
N	Nitrate
A	ASS (Acetylsalicylsäure)
–	
B	Beta-Blocker
H	Heparin

Bei der Beurteilung eines EKG-Rhythmustreifen wird gleich zu Anfang nach der Herzfrequenz gefragt. Schlägt das Herz besonders langsam, reden wir von einer Bradykardie. Schlägt es besonders schnell, von einer Tachykardie. Diese können unterschiedlichen Ursprung haben. Lebensbedrohliche Bradykardien können beispielsweise durch eine Intoxikation hervorgerufen werden, Tachykardien durch eine Hypovolämie oder auch bei einer anaphylaktischen Reaktion. Ebenso sind kardiale Ursachen nicht unüblich.

SHIT

Das Akronym SHIT, abgeleitet von den Instabilitätskriterien des European Resuscitation Council (ERC), soll dabei helfen, eine lebensbedrohliche Bradykardie/Tachykardie schnell zu erkennen. Charakterisierend sind folgende bedrohliche Symptome.

S	**Synkope/Bewusstseinsstörung** (Somnolenz)
H	**Hypotension/Schock** (RR_{sys}[10] < 90 mmHg)
I	**Insuffizienzzeichen** (Stauungszeichen, Ödeme etc.)
T	**Thoraxschmerz** (ACS-Symptomatik)

Hinsichtlich der Behandlung werden Bradykardien kardialer Ursache in ihrem Schweregrad unterschieden. Es wird zwischen einem AV-Block I°, AV-Block II° Typ Mobitz I (bzw. Typ Wenckebach) und dem Typ Mobitz II sowie dem AV-Block III° differenziert. Die beiden zuletzt genannten Blockbilder sind am kritischsten einzustufen.

[10] Systolischer Blutdruck, RR = Riva Rocci (italienischer Arzt und Erfinder der ersten Apparatur zur Blutdruckmessung

Tachykardien kardialer Ursache werden je nach Bewusstseinszustand des Patienten entweder medikamentös oder durch Kardioversion therapiert. Bei schmalen QRS-Komplexen und wachem Patienten kann außerdem das Valsalva-Manöver zur Anwendung kommen.

Bradykardien und Tachykardien sind als lebensbedrohliche Krankheitsbilder einzustufen. Eine Reanimationsbereitschaft wird in beiden Fällen empfohlen.

11.2 Reanimation

Die Reanimation, auch bekannt als Herz-Lungen-Wiederbelebung, ist vermutlich der meistgeübte Algorithmus. Er wird nicht nur im Rettungsdienst als Advanced Life Support (ALS) geschult, sondern ist als Basic Life Support (BLS) fester Bestandteil bei nahezu jedem Erste-Hilfe-Kurs. Eine frühzeitige und kontinuierliche Laienreanimation erhöht die Chance auf eine erfolgreiche Wiederbelebung um ein Vielfaches. Die Thoraxkompressionen sollten bis zur Übergabe an den Rettungsdienst durchgeführt werden, um die sogenannte No-Flow-Time, also das Zeitintervall, in dem keine Herzdruckmassage stattfindet, möglichst gering zu halten.

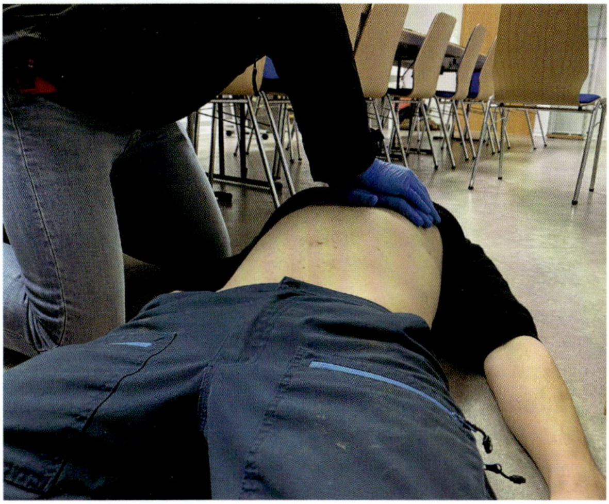

Abbildung 39:
Laienreanimation durch einen Ersthelfer: Eine frühzeitige Herzdruckmassage rettet Leben! (Quelle: Mühlhoff, Nieste)

4H's und HITS

Für den Rettungsdienst gilt es möglichst noch während der Reanimationssituation die Ursache für den Herz-Kreislauf-Stillstand herauszufinden. Die 4 H's und HITS gelten als mögliche reversible Ursachen und können zum Teil bereits präklinisch behandelt werden.

H	Hypoxie
H	Hypovolämie
H	Hypo-/Hyperkaliämie
H	Hypothermie
H	Herzbeuteltamponade
I	Intoxikation
T	Thromboembolie
S	Spannungspneumothorax

Eine Hypoxie, also eine Sauerstoffunterversorgung im Körper oder auch einzelner Areale, kann durch eine Beatmung mit 100 % Sauerstoff behoben werden. Liegt dem Herz-Kreislauf-Stillstand ein Trauma mit hohem Blutverlust zu Grunde, kann der dadurch entstandenen Hypovolämie mittels Infusionen entgegengewirkt werden. Lebensbedrohliche externe Blutungen sind sofort zu stoppen, beispielsweise mithilfe eines Tourniquets (siehe Kapitel Trauma auf Seite 92). Eine Hypo- oder Hyperkaliämie ist in den meisten Fällen präklinisch nicht feststellbar, da dazu eine Blutgasanalyse (BGA) benötigt wird. Alternativ ist an weitere metabolische Störungen wie eine Hypoglykämie zu denken. Eine Hypothermie hingegen kann durch entsprechenden Wärmeerhalt (zum Beispiel Heizung im Rettungswagen) behandelt werden.

Als weitere Ursache kann eine Herzbeuteltamponade in Frage kommen, welche ggf. durch Sonografie vom Notarzt diagnostiziert werden kann. Außerdem sind sämtliche Hinweise auf eine Intoxikation (Pupillen, Spritzenbesteck, Medikamente etc.) ernst zu nehmen. Eine Thromboembolie als Ursache muss beispielsweise bei kürzlich zurückliegenden Operationen oder auch langen Flugreisen in

Betracht gezogen werden. Gibt es Anzeichen für einen Spannungspneumothorax (Zyanose, obere Einflussstauung, Trachealverschiebung, fehlendes Atemgeräusch bei der Auskultation etc.), ist bei Erfüllung der Entlastungskriterien eine Punktion nach Monaldi anzustreben. Die Anlage einer Thoraxdrainage nach Bülau obliegt in der Regel ärztlichem Personal.

Neben den weit verbreiteten H's und HITS gibt es bei einer Reanimation mit traumatischem Ursprung noch zwei weitere Akronyme. Ist es aufgrund eines hohen Blutverlustes zu einem Kreislaufstillstand gekommen, sprechen wir von einer Trauma-Reanimation. Die meisten Wiederbelebungsversuche nach einem Trauma bleiben leider erfolglos. Umso wichtiger ist es, nicht sofort aufzugeben, sondern alle möglichen reversiblen Ursachen zu behandeln.

HOTT- bzw. SHOT(S)-Schema

Das HOTT-Schema kommt aus dem Englischen und dient als Merkhilfe für reversible Ursachen bei einer Trauma-Reanimation.

H	**Hemorrhage** (Blutung)
O	**Oxygen** (Sauerstoff)
T	**Tamponade**
T	**Tension pneumothorax** (Spannungspneumothorax)

Ins Deutsche übersetzt hat sich das SHOT(S)-Schema weitestgehend etabliert.

S	**Spannungspneumothorax**
H	**Hypovolämie**
O	**Oxygenierung**
T	**Tamponade**
(S)	**Schnell weg**

Ein Spannungspneumothorax führt durch den entstandenen Ventilmechanismus nicht nur zur Kompression der Thoraxorgane, sondern kann durch Verschiebung des Herzens auch zum Abdrücken der Hohlvene führen und dadurch für den Kreislaufstillstand verantwortlich sein. Eine schnelle Entlastung durch Punktion, besser eine Versorgung über eine Thoraxdrainage sind lebensrettend. Der Volumenmangel, Sauerstoffmangel und auch die Herzbeuteltamponade wurden bereits bei den H's und HITS thematisiert. Das (S) steht hier für „Schnell weg" und soll auf einen raschen Transport verweisen. Nur eine klinische Versorgung (notfallmäßige Operation) kann den polytraumatisierten Patienten retten.

Hinweis: Weitere Untersuchungs- und Behandlungsschemata zur Versorgung von lebensbedrohlich verletzten Patienten ab Seite 92 im Kapitel Trauma.

11.3 Beatmung

Atmet ein Patient nicht mehr spontan, so muss er beatmet werden. Das kann in einer Akutphase mittels Maske und Beutel geschehen und sollte relativ zeitnah durch ein geeignetes Beatmungsgerät übernommen werden. Dazu benötigt der Patient entweder eine supraglottische Atemwegssicherung (Larynxmaske/-tubus) oder er wird endotracheal intubiert. Die endotracheale Intubation bietet gleichzeitig einen Aspirationsschutz und wird daher als „Goldstandard" gesehen. Sie gehört zu den Kompetenzen des Notfallsanitäters, wird jedoch in der Regel durch einen Notarzt durchgeführt. Dabei wird mittels Laryngoskop unter Sicht intubiert. Zum Teil stehen auf arztbesetzten Rettungsmitteln Videolaryngoskope für den „schwierigen Atemweg" zur Verfügung.

BURP-Manöver

Sollte der Intubierende die Stimmritze nicht oder nur schlecht sehen können, kann das BURP-Manöver helfen. BURP steht für „backward upward rightward pressure". Dabei wird händisch ein leichter Druck nach hinten oben rechts auf den Schildknorpel des Patienten ausgeübt. Alternative Handgriffe, wie zum Beispiel das Sellick-Manöver, werden kontrovers diskutiert und daher nicht primär empfohlen.

B	**Backward** (nach hinten)
U	**Upward** (nach oben)
R	**Rightward** (nach rechts)
P	**Pressure** (Druck)

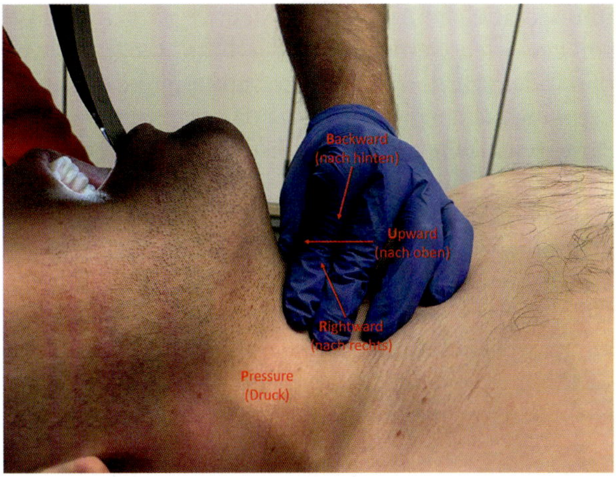

Abbildung 40: Veranschaulichung des BURP-Manövers bei einem männlichen Patienten
(Quelle: Mühlhoff, Nieste)

Ist der Patient erfolgreich intubiert, wird er an das Beatmungsgerät angeschlossen und die Parameter individuell angepasst. Nichtsdestotrotz kann es im weiteren Verlauf, zum Beispiel auf dem Transport in die Notaufnahme, zu Problemen bei der Beatmung kommen.

Probleme bei einem maschinell beatmeten Patienten können schnell zu verheerenden Folgeschäden oder gar zum Tod führen. Ein Managementsystem zur schnellen und strukturierten Fehlersuche ist quasi unumgänglich.

DOPES- und HAND-Schema

Als ein solches Fehlermanagementsystem kann das DOPES-Schema in Kombination mit dem HAND-Schema dienen. Es soll eine strukturierte und schnelle Fehlersuche ermöglichen und gleichzeitig Handlungsansätze liefern.

D	**Dislokation/Diskonnektion vom Tubus**
O	**Obstruktion Beatmungssystem/Tubus** (Abknicken, Sekret etc.)
P	**Patient** (Kreislaufversagen/-stillstand, Pneumothorax, Spasmus)
E	**Equipment** (Beatmungsgerät, Beatmungsschlauch, Sauerstoffzufuhr)
S	**Stomach** (Magen, ggf. überbläht > Magensonde)

Spätestens wenn das Beatmungsgerät einen Alarm zum Atemwegsdruck auslöst, sollte ein Blick auf das System geworfen werden. Liegt der Tubus möglicherweise nicht mehr so, wie er sollte oder wurde er durch Erschütterung diskonnektiert? Ist der Tubus oder Beatmungsschlauch abgeknickt oder steht mit Blut/Sekret voll? Lässt sich der Patient schlecht oder nur einseitig ventilieren, kann dafür beispielsweise ein Pneumothorax die Ursache sein. Aber auch Gerätefehler oder Mängel am Equipment sind nicht auszuschließen. So sind Geräteeinstellungen und auch die Sauerstoffzufuhr stetig zu kontrollieren. Grundsätzlich sollte ein intubierter und beatmeter Patient auch mit einer Magensonde und einem Refluxbeutel versorgt werden, vor allem wenn es möglicherweise zu einer Überblähung des Magens gekommen ist. Dies kann besonders in der Anfangsphase durch eine Masken-Beutel-Beatmung passieren. Außerdem sind Notfallpatienten in der Regel niemals nüchtern, weshalb eine höhere Aspirationsgefahr besteht.

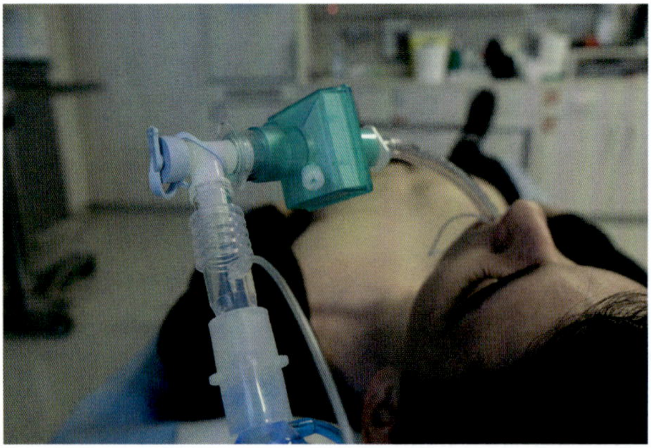

Abbildung 41: Fehlerquelle: Bei einem intubierten und beatmeten Patienten fehlt die Tubusfixierung, weshalb der geblockte Tubus verrutschen könnte. (Quelle: Simon Orlob, Pixabay)

Das HAND-Schema soll ergänzend zum DOPES-Schema mögliche Handlungen/Reaktionen auf das festgestellte Problem aufzeigen.

H	**Hand** (händische Beatmung mittels Beutel)
A	**Absaugen**
N	**Neueinstellung des Beatmungsgeräts**
D	**Diagnostik**

Gibt es also Probleme mit dem Beatmungsgerät bzw. lässt sich der Patient maschinell einfach nicht beatmen, ist es immer wieder eine Option, den Patienten „an die Hand“ zu nehmen, sprich ihn manuell mit einem Beutel zu beatmen. Sekret und Blut müssen in regelmäßen Abständen abgesaugt werden. Auch die Beatmungsparameter müssen überdacht werden. Sind diese überhaupt sinnvoll oder möglicherweise sogar verstellt worden? Diagnostik meint eine weiterführende apparative Unterstützung, etwa durch eine Videolaryngoskopie, Sonographie, Bronchoskopie, Röntgen und vieles mehr.

12 Neurologie

Bei neurologischen Notfällen fallen einem sofort die Stichworte Apoplex und Krampfanfall ein. Aber auch sämtliche Bewusstseinsstörungen, sowie Erkrankungen des Nervensystems unterschiedlicher Art, zählen dazu.

12.1 Bewusstseinszustand

Der Bewusstseinszustand sollte nach dem Eintreffen an der Einsatzstelle zügig beurteilt werden, um bei entsprechender Vigilanzminierung lebensrettende Sofortmaßnahmen einleiten und ggf. weitere Rettungsmittel nachfordern zu können.

AVPU- bzw. WASB-Schema

Das AVPU-Schema kommt aus dem Englischsprachigen und soll bei der initialen Beurteilung helfen. Es ist als eine Art Eskalationsstrategie zu verstehen.

A	Alert
V	Voice/Verbal response
P	Pain/Painful stimuli
U	Unresponsive

Ins Deutsche übersetzt ist das Akronym auch als WASB-Schema bekannt und hat denselben Sinn und Zweck.

W	Wach
A	Ansprache
S	Schmerzreiz
B	Bewusstlos

Ein wacher Patient ist kontaktierbar und konversationsfähig. Sollte der Patient nicht von selbst mit uns sprechen, erwarten wir eine Reaktion auf eine laute und deutliche Ansprache. Sofern der Patient auch auf Ansprache keinerlei Reaktion zeigt, versuchen wir, ihn mittels „Rütteln“ und ggf. einem Schmerzreiz zu stimulieren. Ist der Patient nicht zu erwecken, atmet aber suffizient, ist er in der Regel in die Seitenlage zu bringen und engmaschig zu überwachen.

12.2 Orientierung

Beispielsweise ein Schädel-Hirn-Trauma (SHT) nach einem Unfall oder aber auch demenzielle Erkrankungen können Einfluss auf die Orientierung haben. Haben wir es mit einem wachen und ansprechbaren Patienten zu tun, ist zu überprüfen, ob und wie gut er fähig ist, sich zu orientieren.

ZOPS und POST

Dies kann mit gezielten Fragen nach dem ZOPS- oder POST-Schema geschehen.

Z		Zeitlich
O		Oertlich
P	zur	Person
S		Situativ

Beide der hier genannten Akronyme haben dieselbe Intension und sind gleichermaßen zielführend.

P	Person
O	Ort
S	Situation
T	Time (Zeit)

Fragen zur zeitlichen Orientierung können folgendermaßen lauten: Wissen Sie, welchen Tag wir heute haben? Welches Datum haben wir heute? Wie viel Uhr ist es gerade? Beim Ort kann der Patient gefragt werden, ob er weiß, wo er gerade ist oder wohin wir fahren (Transportziel). Hinsichtlich der eigenen Person ist der Patient natürlich auch nach seinem Geburtsdatum zu befragen, auch wenn dieses aus der Krankenakte oder Versichertenkarte hervorgeht. Anterograde und retrograde Amnesien können nach einem besonderen Ereignis, beispielsweise einem Sturz, auftreten, weshalb der Patient auch zu der eigentlichen Situation befragt werden muss. Können Sie sich an den Sturz erinnern? Wie ist es dazu gekommen? Was ist danach passiert? Waren Sie bewusstlos bzw. war Ihnen schwarz vor Augen?

All diese Fragen helfen, den Bewusstseins- und Orientierungszustand des Patienten besser einzuschätzen. Neben den lebenserhaltenden Sofortmaßnahmen hilft dem Patienten jedoch in der Regel ein rascher Transport in ein Krankenhaus mit neurologischen Kompetenzen zur klinischen Weiterversorgung.

12.3 Neurologische Defizite

Neurologische Defizite wie Lähmungen oder Sprachstörungen können unterschiedlichen Ursprung haben. Naheliegend sind dabei jedoch die Krankheitsbilder TIA/PRIND (Transitorische ischämische Attacke/Prolongiertes reversibles ischämisches neurologisches Defizit) oder sogar der apoplektische Insult (Apoplex). Auch hier gilt der Grundsatz *„time is brain“*, welcher einen zügigen Transport in eine geeignete Klinik mit einer Schlaganfall-Einheit/-Station (Stroke-Unit) verdeutlichen soll.

FAST- bzw. BE-FAST-Schema

Um einen Schlaganfall oder dergleichen festzustellen, wird das FAST-Schema als eine Art Schnelltest angewandt.

F	**Face** (Gesicht)
A	**Arms** (Arme)
S	**Speech** (Sprache)
T	**Time** (Zeit)

Zunächst wird das Gesicht des/der Betroffenen hinsichtlich einer Lähmung beurteilt. Dabei kann man den Patienten auffordern zu lächeln, den Mund zu öffnen und die Zunge rauszustrecken. Ein hängender Mundwinkel kann auf eine derartige Fazialisparese hindeuten. Danach macht man den sogenannten Kreuzgriff, bei dem man die Hände des Patienten greift und ihn bittet, einmal kräftig zuzugreifen. So kann eine einseitige Schwäche schnell festgestellt werden. Außerdem kann auch noch ein Arm-/Beinhalteversuch durchgeführt werden. Hinsichtlich der Sprache fordert man den Patienten auf, einen Satz zu sagen. In dem Zuge kann man gleichzeitig Gegenstände, wie zum Beispiel einen Kugelschreiber, benennen lassen und dabei auf die Aussprache (verwaschen, lallen) achten. Zum Schluss fragt man den Patienten und mögliche Angehörige, seit wann die Beschwerden/Symptome bestehen. Die Deutsche Schlaganfall-Gesellschaft (DSG) sieht ein Zeitfenster von 4,5 Stunden für eine mögliche Lysetherapie vor, weshalb eine zeitliche Einordnung der Symptome für die Weiterbehandlung im Krankenhaus durchaus Relevanz hat.

B	**Balance** (Gleichgewicht)
E	**Eyes** (Augen)
–	
F	**Face** (Gesicht)
A	**Arms** (Arme)
S	**Speech** (Sprache)
T	**Time** (Zeit)

Außerdem sollte der Patient hinsichtlich akuter Gleichgewichtsstörungen (Dreh-/Schwankschwindel etc.) und dem Sehvermögen (Doppelbilder, Nystagmus etc.) untersucht werden, weshalb das FAST-Schema auch häufig als BE-FAST gelehrt wird. Dabei steht das B für Balance (Gleichgewicht) und das E für Eyes (Augen). Bei der Untersuchung der Augen darf eine Pupillenkontrolle auf Lichtreagibilität und Isokorie natürlich nicht fehlen.

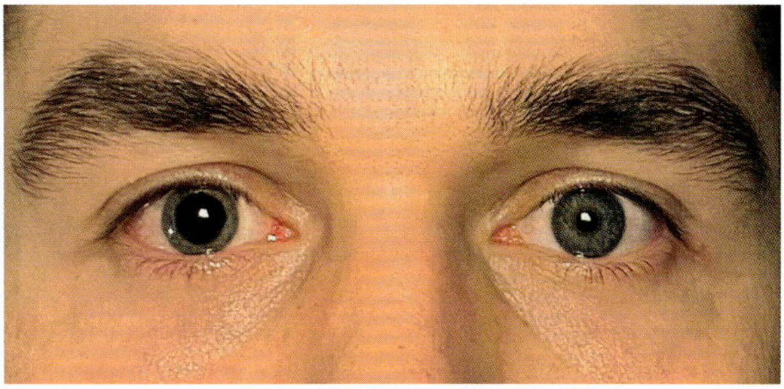

Abbildung 42:
Anisokorie: Eine Pupillendifferenz kann unter Umständen auf eine Hirnblutung hindeuten.
(Quelle: Mühlhoff, Nieste)

13 Trauma

Ursprünglich versteht man unter der Begrifflichkeit Trauma, oder auch als traumatisierende Erfahrung bezeichnet, eine psychische Störung aufgrund eines überwältigenden Vorfalls bzw. einer extremen Situation. Diese kann in Folge von Unfällen, Gewalt und Katastrophen auftreten und wird medizinisch als posttraumatische Belastungsstörung (PTBS) diagnostiziert.

In diesem Kontext steht Trauma für chirurgische Notfälle jeglicher Art. Das können zum einen lebensbedrohliche externe Blutungen sein, aber auch Frakturen und Verbrennungen, die als thermisches Trauma bezeichnet werden.

Bei polytraumatisierten Patienten, also Patienten mit einer lebensbedrohlichen Verletzungskombination, gilt der Grundsatz *„Birne vor Bauch"*, was so viel wie die Versorgung eines Schädel-Hirn-Traumas (SHT) vor allen anderen Verletzungen bedeutet. Dadurch sollen Fixierungsfehler durch Blutlachen, Fehlstellungen etc. vermieden werden.

Zunächst muss man sich jedoch einen schnellen Überblick über die unmittelbar lebensbedrohlichen Verletzungen verschaffen. Dies geschieht im sogenannten Primary Survey (Ersteindruck) und wird im Verlauf durch eine Schnelle-Trauma-Untersuchung (STU) ergänzt. Diese ist als eine Ganzkörperinspektion des traumatisierten Patienten zu verstehen. Je nach Schweregrad und Verletzungsmuster ist eine zügige Entscheidung über das Versorgungskonzept *„Stay and Play"* (Stabilisierung und weitestgehende Versorgung vor Ort) oder *„Load and Go"* (schnellstmöglicher Transport, nur die nötigste Versorgung) zu treffen.

Das internationale standardisierte Ausbildungsprogramm ITLS (International Trauma Life Support) empfiehlt ein Vorgehen nach dem SSV- und PPFAD-Schema.

SSV- und PPFAD-Schema

Diese beiden Schemata sollen in Kombination ebenfalls zu einem Ersteindruck über die vorherrschenden Verletzungen und den Zustand des Patienten führen.

S	Schnittwunden
S	Schwellungen
V	Verbrennungen
P	Prellmarken
P	Penetrierungen
F	Fehlstellungen
A	Abschürfungen
D	Druckschmerzen

Gibt es sichtbare Stich- oder Schnittverletzungen? Können Schusswunden ausgeschlossen werden? Sichtbare Schwellungen, Rötungen oder Brandwunden (Grad und Ausmaß der Verbrennung)? Sind Prellmarken oder penetrierende Wunden/lebensbedrohliche Blutungen erkennbar? Fehlstellungen (zum Beispiel von Extremitäten), die auf eine Fraktur hindeuten? Sind Durchblutung, Sensorik und Motorik vorhanden? Gibt der Patient einen lokalen Druckschmerz oder sonstige Schmerzen an? Auch Ablederungen der Haut, Schürfwunden und Bagatellverletzungen müssen betrachtet werden.

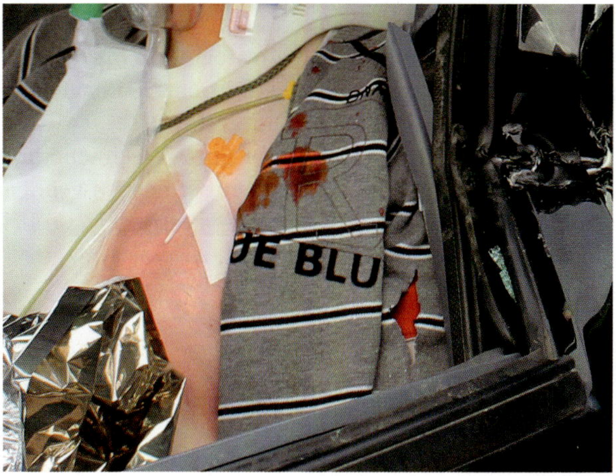

Abbildung 43:
Übungsszenario „Seitenaufprall“: Prellmarken im Bereich des Thorax werden häufig erst beim Bodycheck bemerkt und können auf einen Spannungspneumothorax hindeuten, welcher unbehandelt schnell lebensbedrohlich wird. Hier angedeutet, eine Entlastungspunktion nach Monaldi mittels Venenverweilkanüle.
(Quelle: Mühlhoff, Nieste)

Hinweis: Ist ein Sturzereignis Auslöser für das Trauma, kann man sich das SPLATT-Schema für eine detaillierte Anamnese zur Hilfe nehmen. Vgl. Seite 72.

13.1 Lebensbedrohliche Blutungen

Der erwachsene Mensch hat in etwa ein Blutvolumen von 5-8 Litern. Die genaue Menge ist abhängig von Körpergröße und Gewicht. Man rechnet bei einem Erwachsenen mit ca. 60-70 ml/kg Körpergewicht und spricht bei einem Verlust von ca. 10 % des Blutvolumens bereits von einer lebensbedrohlichen Situation. Unabhängig vom Ursprung, unterscheiden sich innere und äußere Blutungen vor allem bei der Versorgung. Nachfolgende Schemen und Algorithmen finden vorrangig bei sichtbaren und somit externen Blutungen Anwendung.

cABC- bzw. xABC-Schema

Das cABC- bzw. xABC-Schema knüpft an das allbekannte ABCDE-Schema zur strukturierten Versorgung (siehe Seite 66) an. Durch das kleine „c“ soll der Fokus jedoch bereits vor der Kontrolle/Sicherung der Atemwege auf lebensbedrohliche externe Blutungen gelenkt werden. Diese müssen zwingend erstversorgt/gestoppt werden. Dazu bietet sich eine Art Eskalationsstrategie an. Im Beispiel einer Extremitätenverletzung versucht man also zunächst, durch Hochlagerung oder manuelles Abdrücken die Blutung zu stoppen. Gelingt das nicht, so wird ein Druckverbrand angelegt. Als letzte Möglichkeit bleibt auf die Schnelle nur noch das Abbinden mittels Tourniquets. Eine Entscheidung über das Anwenden dieser Eskalationsstrategie muss situativ angepasst erfolgen. Beispielsweise bei einem instabilen Patienten mit einer Amputationsverletzung ist eine Anlage eines Tourniquets sicherlich sofort indiziert.

c	**critical bleeding** (kritische Blutung)
A	**Airway** (Atemwege)
B	**Breathing** (Belüftung)
C	**Circulation** (Kreislauf)

Eine andere, neuere Version ist das xABC-Schema. Das „x" steht hier für das englische Wort „Exanguination", welches wörtlich übersetzt „Ausblutung" bedeutet. Das xABC-Schema wurde aufgrund der Verwechslungsgefahr von kleinem und großem „C" im Schema eingeführt, hat jedoch denselben Sinn und Zweck wie das cABC-Schema.

x	**Exanguination** (Ausblutung)
A	**Airway** (Atemwege)
B	**Breathing** (Belüftung)
C	**Circulation** (Kreislauf)

Hinweis: Das vollständige ABCDE-Schema wird im Kapitel Strukturierte Versorgung auf Seite 66 näher erläutert.

Bei zivilen Hilfsorganisationen sind die Schemen cABC bzw. xABC zur Vorgehensweise bei lebensbedrohlichen externen Blutungen weit verbreitet und sehr geläufig. Im militärischen Bereich oder auch bei Spezialeinheiten gibt es jedoch noch ein weiteres Schema zur Behandlung von Verletzten in Gefechts- und Bedrohungslagen.

MARCH-Algorithmus

Der MARCH-Algorithmus kommt aus dem GSG-9 Transport- und Versorgungskonzept der Bundespolizei und dient der Verletztenversorgung gemäß dem Grundsatz *„Treat first, what kills first" („Behandle als Erstes, was als Erstes tötet")*.

M	**Massive Bleeding** (starke Blutungen)
A	**Airway** (Atemwege)
R	**Respiration** (Atmung)
C	**Circulation** (Kreislauf)
H	**Head injury/Hypothermia** (Kopfverletzung/Unterkühlung)

Auch hier gilt es, massive, lebensbedrohliche Blutungen sofort zu unterbinden, meist mit einem Tourniquet. Mit dem Augenmerk auf die Atemwege, die Atmung und den Kreislauf ähnelt das Schema ebenfalls dem ABCDE-Schema. Explizit aufmerksam gemacht wird hier auf mögliche Kopfverletzungen (zum Beispiel Schädelhirntrauma) und eine Hypothermie, welche bis zum Kreislaufstillstand führen kann.

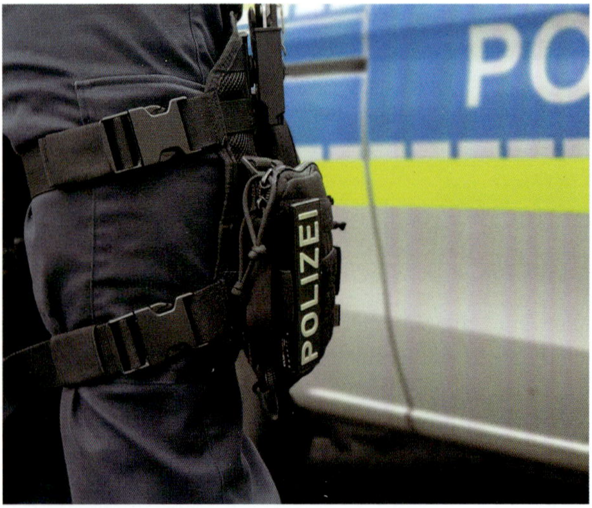

Abbildung 44: Mittlerweile sind die meisten Polizisten im Umgang mit einem Tourniquet geschult, was die Zusammenarbeit mit dem Rettungsdienst bei gemeinsamen Einsätzen erleichtert. Viele Dienststellen haben ihre Einsatzbeamten und Streifenwagen mit Tourniquets ausgestattet. (Quelle: Alsenz, Baunatal)

13.2 Frakturen

In der Notfallmedizin sprechen wir von sicheren und unsicheren Frakturzeichen und unterscheiden zwischen offenen und geschlossenen Frakturen. Unabhängig von der Art der Fraktur und den vorherrschenden Frakturzeichen sind für die weitere (prä)klinische Behandlung folgende Informationen von besonderer Bedeutung.

DMS

Eine Überprüfung nach DMS sollte bei jeder Art von Extremitätenverletzung oder bei Anzeichen auf einen Gefäßverschluss erfolgen. Aber vor allem bei Frakturen ist es wichtig zu wissen, ob die Durchblutung gestört wurde.

D	**Durchblutung** (Rekapillarisierungszeit ermitteln)
M	**Motorik** (eigenständige Bewegung der betroffenen Extremität)
S	**Sensorik** (Gefühl in der betroffenen Extremität)

Die Rekapillarisierungszeit (Rekap-Zeit) kann mithilfe der Fingernagelprobe durchgeführt werden und gibt Aufschluss über die periphere Durchblutung. Zur motorischen Kontrolle kann der Patient aufgefordert werden, die betroffene Extremität zu bewegen. Auch die nicht betroffene Seite sollte zum direkten Vergleich betrachtet werden. Ebenfalls wichtig ist die Kontrolle der Sensorik, bei der man beispielsweise über den Handrücken streicht und den Patienten nach möglichen Gefühlsstörungen fragt.

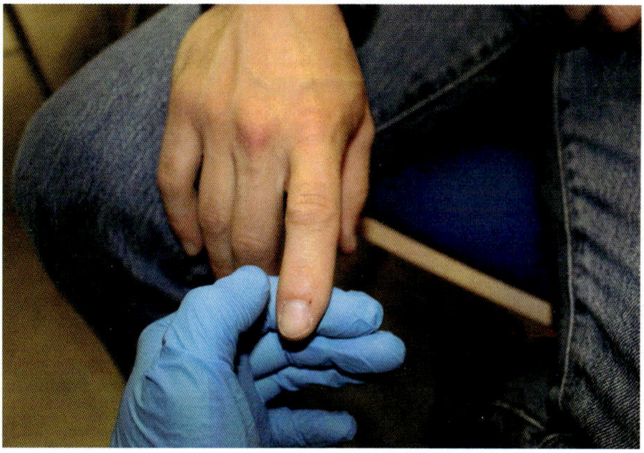

Abbildung 45: Fingernagelprobe: Überprüfung der Rekap-Zeit am Zeigefinger des Patienten (Quelle: Mühlhoff, Nieste)

Neben der Überprüfung von Durchblutung, Motorik und Sensorik sind für die Erstversorgung von Muskel- und Gelenkverletzungen oder möglichen Frakturen folgende Merkhilfen bekannt.

PECH-Regel bzw. RICE-Schema

Die PECH-Regel, ursprünglich erfunden von Dr. Gabe Mirkin, wurde jahrelang in der Ersten Hilfe bei Sportverletzungen angewandt. Mittlerweile ist vor allem die Kühlung (Eis) zunehmend umstritten, da diese den Heilungsprozess möglicherweise sogar verzögern kann. Zur Schmerzlinderung wird jedoch auch im Rettungsdienst häufig kurzzeitig eine Kühlpackung aufgelegt.

P	**Pause** (Ruhigstellung)
E	**Eis** (Kühlung)
C	**Compression** (Kompression)
H	**Hochlagerung**

Pause steht in dem Fall für die Ruhigstellung der betroffenen Extremität. Eis steht für eine moderate Kühlung, meist mittels Kälte-Sofort-Kompresse. Eine Kompression im Sinne einer Immobilisation dient ebenfalls der Ruhigstellung und führt in der Regel gleichzeitig zur Linderung der Schmerzen durch Lagerung, wodurch bei leichten Verletzungen auf eine präklinische Gabe von Schmerzmedikation verzichtet werden kann. Eine Hochlagerung der betroffenen Extremität verbessert den venösen Rückfluss und führt letztlich ebenfalls zu einer Linderung der Schmerzen.

Im Englischsprachigen ist die Merkhilfe auch als RICE-Schema bekannt und hat denselben Sinn und Zweck wie die PECH-Regel.

R	**Rest** (Ruhigstellung)
I	**Ice** (Kühlung)
C	**Compression** (Kompression)
E	**Elevation** (Hochlagerung)

Ein weiteres, eher unbekanntes und für den Rettungsdienst nicht primär relevantes Schema ist das ELCH-Schema.

ELCH-Schema

Es kommt aus dem Bereich der Physiotherapie und Sportmedizin und ergänzt die zuvor genannten Akronyme um die Lymphdrainage. Bei der Lymphdrainage wird durch eine spezielle Massagetechnik das lymphatische System angeregt, um Stoffwechselprodukte abzutransportieren. In der Präklinik beschränken sich die Maßnahmen auf eine eventuelle Kühlung, Immobilisation und Hochlagerung.

E	Eis (Kühlung)
L	Lymphdrainage
C	Compression (Kompression)
H	Hochlagerung

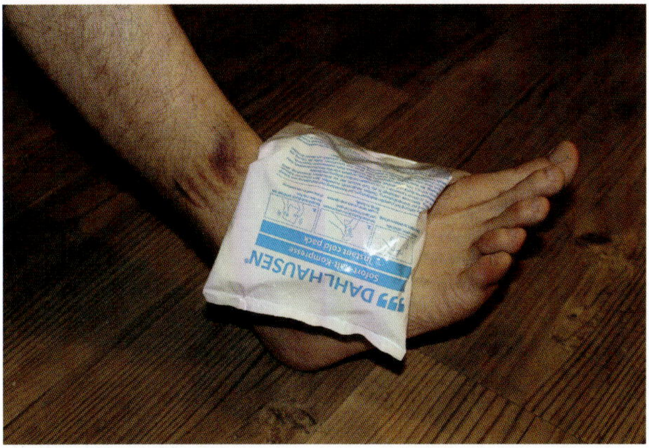

Abbildung 46:
Erstversorgung einer Sprunggelenksverletzung mittels Kälte-Sofort-Kompresse
(Quelle: Mühlhoff, Nieste)

Vor allem bei Szenarien wie einem Frontalzusammenstoß zweier PKW, einem verunfallten Motorradfahrer oder auch einem Sturz aus großer Höhe reden wir im Rettungsdienst in der Regel von Schwerverletztenversorgung. Bei diesen meist polytraumatisierten Patienten muss man bei einem instabilen Becken mit einer sogenannten Beckenringfraktur rechnen.

Das Becken fasst nahezu das gesamte Blutvolumen des menschlichen Körpers und stellt somit einen enormen, schwer kontrollierbaren Blutungsraum dar. Eine mögliche nicht-invasive Maßnahme ist die Stabilisierung des Beckens mittels Beckenschlinge. Die präklinische Untersuchung des Beckens auf Stabilität bzw. Instabilität ist stark umstritten. Gemäß der S3-Leitline[11] zur Polytrauma-/

[11] Medizinische Leitlinie in höchster Qualitätsstufe der Entwicklungsmethodik

Schwerverletztenversorgung werden eine Untersuchung und somit die Anwendung des KISS-Schemas jedoch klar empfohlen.

KISS-Schema und PPP-Regel

Die Inhalte des KISS-Schemas sind als Anlagekriterien zu sehen und helfen uns bei der Entscheidung: Beckenschlinge, ja oder nein?

K	**Kinematik** (Unfallmechanismus, Art des Unfalls)
I	**Inspektion** (sichtbare Verletzungen, Blutungen, Fehlstellungen)
S	**Schmerzen** (im Bereich des Beckens)
S	**Stabilisierung** (des Beckens mittels Beckenschlinge)

Bevor das Becken jedoch stabilisiert wird, ist die 3P- bzw. PPP-Regel anzuwenden. Sie dient einer kurzen Checkliste vor der Anlage einer Beckenschlinge.

P	**Pulse** (Kontrolle der Pulse)
P	**Penis** (Kontrolle des Genitalbereiches)
P	**Pocket** (Kontrolle der Taschen)

Sofern möglich soll vor und muss nach der Anlage einer Beckenschlinge der Puls an den unteren Extremitäten palpiert werden. Der Genitalbereich des Patienten ist dahingehend zu kontrollieren, dass es zu keiner Einklemmung des Glieds kommen kann. Sollte der Patient noch nicht komplett entkleidet sein, so sind die Hosentaschen ebenfalls zu kontrollieren und ggf. zu entleeren. Schlüssel, Smartphone etc. stellen bei der Anlage einer Beckenschlinge ein zusätzliches Verletzungsrisiko dar.

Außerdem sollten die Beine des Patienten zuvor mittels Stauband, Cervicalstütze oder Ähnlichem fixiert werden, um eine Außenrotation zu vermeiden.

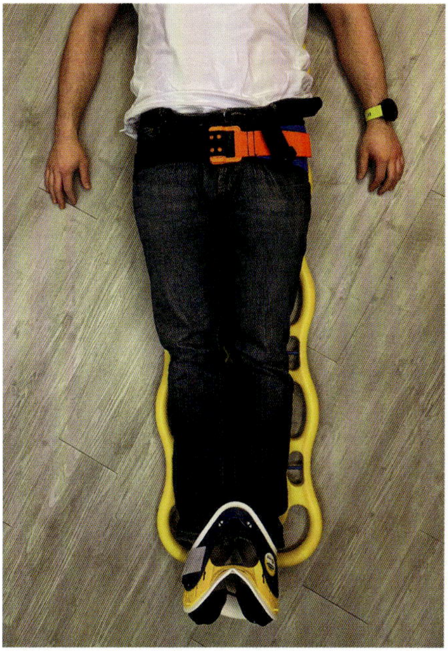

Abbildung 47:
Korrekte Anlage: Die Beckenschlinge (hier Modell Sam Palvic Sling II) sollte auf Höhe des Trochanter Major[12] liegen. (Quelle: Kisch, Kaufungen)

13.3 Thermisches Trauma

Unter den Begriff Thermisches Trauma fallen in der Regel Verbrennungen bzw. größere Brandwunden. Dabei sind nicht nur Grad der Verbrennung, sondern vor allem auch das Ausmaß im Verhältnis zur Körperoberfläche von großer Bedeutung. Die prozentual verbrannte Körperoberfläche wird u.a. für die Berechnung (Baxter-Parkland-Formel) der Volumentherapie benötigt. Bei kleineren Brandwunden kann zur groben Abschätzung die Handflächenregel genutzt werden. Dabei entspricht die Handfläche des Patienten ungefähr einem Prozent. Klassisch wird die verbrannte Körperoberfläche allerdings mit der 9er-Regel nach Wallace berechnet.

[12] Großer Rollhügel des Oberschenkelknochens

9er-Regel

Bei der 9er-Regel wird der menschliche Körper wie folgt aufgeteilt, sodass verbrannte Areale einfach addiert werden können.

9 %	Kopf
9 %	Oberkörper (Brust)
9 %	Oberkörper (Bauch)
9 %	oberer Rücken
9 %	unterer Rücken
9 %	linker Arm
9 %	rechter Arm
9 %	linker Oberschenkel
9 %	linker Unterschenkel
9 %	rechter Oberschenkel
9 %	rechter Unterschenkel
1 %	Genital

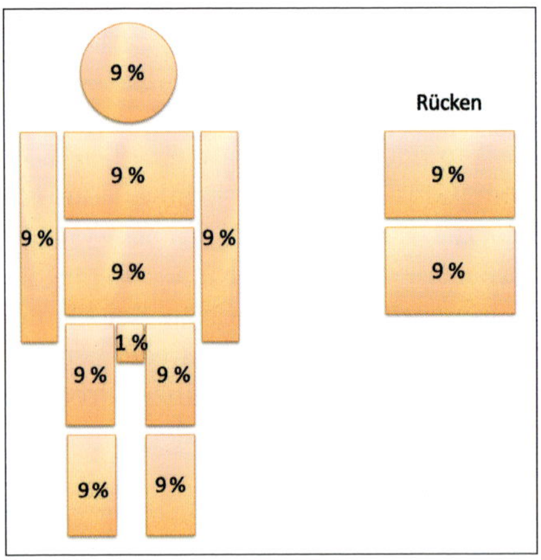

Abbildung 48:
Schematische Darstellung der 9er-Regel nach Wallace (Quelle: Mühlhoff, Nieste)

Stand eine Person also beispielsweise bei einem Zimmerbrand am Fenster und hat sich bis zur Rettung durch die Feuerwehr den kompletten Rücken durch die heißen Rauchgase verbrannt, müssen wir von mindestens 18 % verbrannter Körperoberfläche ausgehen.

Ebenfalls führt das verbrühte Bein durch einen häuslichen Unfall mit kochendem Wasser zu rund 18 % betroffener Körperoberfläche.

14 Pädiatrie

Vor pädiatrischen Notfällen haben vermutlich viele Kolleginnen und Kollegen immer noch am meisten Respekt. Warum eigentlich? Wahrscheinlich weil sie glücklicherweise relativ selten vorkommen. Außerdem bedarf es beim Umgang mit unseren „kleinsten“ Patienten besonderer Kompetenzen. Nicht nur das nötige Kommunikationsgeschick ist gefordert, auch zusätzliche Algorithmen und andere Medikamentendosierungen müssen wir parat haben.

14.1 Gesundheitscheck

Geburten finden im besten Fall innerklinisch in einem Kreißsaal statt. Aber auch Geburten im häuslichen Umfeld oder sogar im Rettungswagen kommen immer wieder vor.

APGAR-Score/-Schema

Mit dem APGAR-Score, benannt nach der US-amerikanischen Anästhesistin und Chirurgin Virgina Apgar, erfolgt der erste Gesundheitscheck unmittelbar nach der Entbindung. Dieser kommt ursprünglich aus dem Englischsprachigen und wird mit 0, 1 oder 2 Punkten bewertet und jeweils nach 1, 5 und 10 Minuten wiederholt.

A	**Appearance** (Hautfarbe)
P	**Pulse** (Herzaktion)
G	**Grimace** (Absaugreflexe)
A	**Activity** (Muskeltonus)
R	**Respiration** (Atmung)

Als deutschsprachige Merkhilfe hat sich folgendes Schema durchgesetzt, welches denselben Sinn und Zweck erfüllt.

A	Atmung
P	Puls
G	Grundtonus/Gesichtsbewegungen
A	Aussehen/Aktivität
R	Reflexe

Von besonderer Bedeutung sind zunächst Atmung und Puls. Fehlen diese, ist zügig eine Reanimation zu beginnen. Aber auch der Grundtonus und das Aussehen sind für uns wichtig. Zieht das Neugeborene Grimassen und schreit? Wie ist die Hautfarbe (ggf. Zyanose)? Bewegt es sich und streckt die Extremitäten von sich? Zu guter Letzt werden die Reflexe zum Beispiel durch Klatschen oder Schnipsen überprüft.

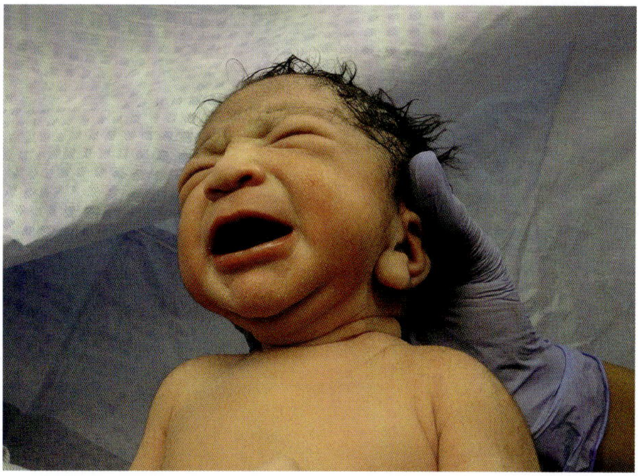

Abbildung 49: Schreiendes Neugeborenes: normale Gesichtsbewegungen und ein gesundes Hautcholorid (rosig) (Quelle: Sanjasy, Pixabay)

14.2 Kommunikation

Wie bereits erwähnt, ist bei Kindernotfällen ein besonderes Augenmerk auf die Kommunikation zu legen. Wir können mit Kindern bis zu einem gewissen Alter nicht wie mit Erwachsenen reden und sollten sie jedoch ebenfalls ab einem gewissen Alter wie Erwachsene behandeln. Eine Zahl für eine Altersgrenze ist dabei nur schwer zu definieren und auch über das „Du“ oder „Sie“ sollte individuell entschieden werden.

KASPERLe-Schema

Vor allem bei Kleinkindern sollten wir jedoch mit Fingerspitzengefühl und Geschick an das Notfallgeschehen gehen. Das KASPERLe-Schema hilft dabei, eine vertraute Kommunikationsebene zwischen betroffenem Kind und Rettungsdienstpersonal herzustellen.

K	Kontakt aufnehmen
A	Ablenkung
S	Situation erklären
P	Personen (Eltern) sofern möglich mit einbeziehen
E	Entscheidungsfreiheit einräumen
R	Ruhe bewahren
L	Lieblingsstofftier
e	ernst nehmen

Wichtig ist, das Kind selbst anzusprechen, Kontakt aufzubauen und nicht über das betroffene Kind hinweg nur mit den Eltern/Angehörigen/Erwachsenen zu kommunizieren. Man sollte versuchen, das Kind möglichst zu beruhigen, ggf. abzulenken und gleichzeitig die Situation wahrheitsgemäß zu erklären. Was ist vorgefallen/passiert? Was sind die notwendigen Maßnahmen/Schritte? Eltern sind selbstverständlich mit einzubeziehen, einerseits bei der Anamnese, andererseits auch als Erziehungsberechtigte bei Entscheidungen. Sofern medizinisch vertretbar, sollte das Kind jedoch auch bei Entscheidungen hinsichtlich der Weiterbehandlung mit einbezogen werden. Eine ruhige und besonnene Art überträgt sich in der Regel auch positiv auf das Kind. Klappt das mal nicht, kann natürlich das Lieblingsstofftier mitfahren. Auf vielen Rettungsmitteln werden für den Notfall auch kleine Stofftiere mitgeführt. Alternativ ist ein aufgeblasener und bemalter Einmalhandschuh der Klassiker unter den Ablenkungsmanövern. Zusammenfassend sind Kinder auch bei Bagatellunfällen immer ernst zu nehmen. Sie können häufig noch nicht über den Schweregrad einer Verletzung und die damit verbundene Notwendigkeit einer ärztlichen Behandlung entscheiden.

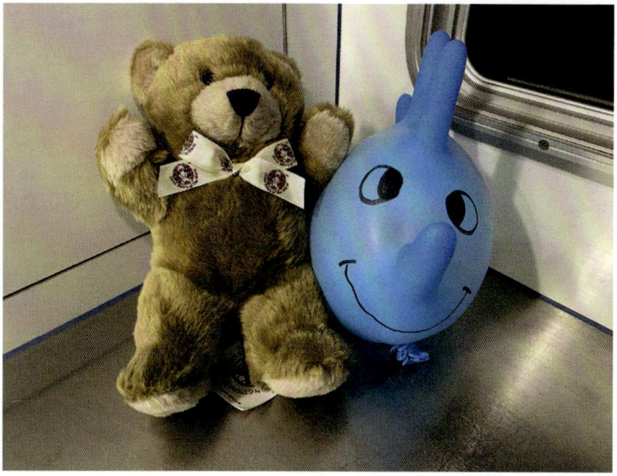

Abbildung 50:
Stoffteddy und Handschuhfigur – nützliche Tools, die schon so manches Kind im Rettungswagen getröstet haben. (Quelle: Mühlhoff, Nieste)

15 Pharmakologie

In der Notfallmedizin werden selbstverständlich jede Menge Medikamente mitgeführt und regelmäßig zur präklinischen Behandlung verabreicht. Neben einer gewissen Grundausstattung auf dem Rettungswagen haben wir es auf arztbesetzten Rettungsmitteln meist mit einer Vielzahl an Medikamenten und Betäubungsmitteln zu tun.

15.1 Pharmakokinetik

Unabhängig von der Darreichungsform haben diese Medikamente in der Regel jedoch eines gemeinsam: Sie alle durchlaufen verschiedene Prozesse im Körper. Die Gesamtheit dieser Prozesse nennt man Pharmakokinetik.

LADME-Modell bzw. ADME-Prinzip

Das LADME-Modell beschreibt all die Vorgänge, die ein Medikament im menschlichen Körper durchläuft. Bei Medikamenten in flüssiger Darreichungsform sprechen wir vom ADME-Prinzip, da die Freisetzung des jeweiligen Wirkstoffes schon außerhalb des Körpers stattgefunden hat.

L	**Liberation** (Freisetzung)
A	**Absorption** (Resorption)
D	**Distribution** (Verteilung)
M	**Metabolism** (Metabolismus)
E	**Excretion** (Ausscheidung)

Je nach Applikationsart wird zunächst der Wirkstoff des jeweiligen Medikaments freigesetzt, sodass dem Körper eine resorptionsfähige Lösung zur Verfügung steht. Vor allem bei Sprays, Tropfen oder intravenösen Medikamenten fällt die Liberation, also die Freisetzung im Körper weg. Damit ein Medikament wirken kann, muss es in die Blutbahn gelangen. Dieser Prozess der Diffusion wird als Absorption bzw. Resorption beschrieben. Anschließend wird der Wirkstoff im Körper verteilt. Dabei spielen pH-Werte und die Permeabilität im Gewebe eine Rolle. Die eigentliche Verstoffwechselung nennt man Metabolismus.

Dabei wird der Wisrkstoff entsprechend um- bzw. abgebaut und für die Ausscheidung vorbereitet. Die Abbauprodukte werden dann meist über die Nieren oder mithilfe der Gallenflüssigkeit über Urin und Stuhl ausgeschieden.

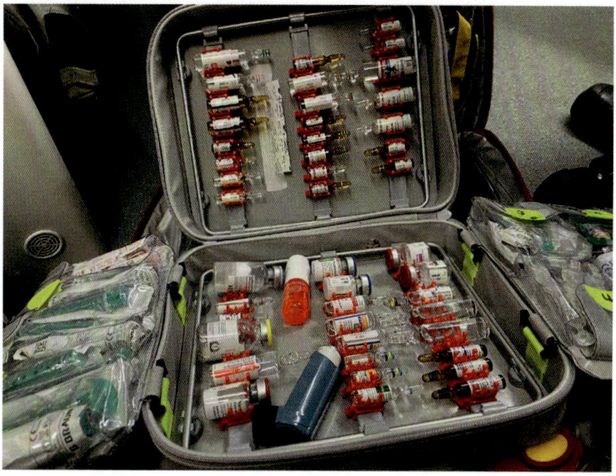

Abbildung 51: Ampullarium mit verschiedenen Notfallmedikamenten auf einem Rettungswagen
(Quelle: Mühlhoff, Nieste)

15.2 Sicherheitsfragen

Unabhängig von der genauen Wirkweise sind für die Praxis diverse Sicherheitsfragen vor einer Medikamentengabe unumgänglich und sollten durch den Behandelnden, egal ob Notarzt oder Notfallsanitäter, gestellt werden. Bei bewusstlosen oder nicht konversationsfähigen Patienten ist nach Möglichkeit eine Fremdanamnese durchzuführen.

6R-Regel

Um ungewollten Reaktionen, wie beispielsweise einer Anaphylaxie oder Atemdepression, durch Überdosierung vorzubeugen, empfiehlt sich die Anwendung der 6R-Regel.

R	Richtiger Patient
R	Richtiges Arzneimittel
R	Richtige Dosierung
R	Richtige Applikationsart
R	Richtiger Zeitpunkt
R	Richtige Dokumentation

Voraussetzung ist natürlich die Kenntnis über die jeweilig gültigen Behandlungsstrategien bzw. Versorgungspfade, aus denen sich eine präklinische Medikamentengabe ergibt. Dabei sind nicht nur Indikation und Kontraindikation, sondern auch Wirkungsweise, Dosierung und unerwünschte Reaktionen durch das Medikament zu kennen. Ein Notfallplan muss vor der Applikation „griffbereit" sein. Das kann auch ein Beatmungsbeutel sein, wenn das zu verabreichende Medikament bekanntermaßen atemdepressiv macht. Die richtige Applikationsart gibt in der Regel der Hersteller bzw. die Arzneimittelbehörde vor. Aber auch ein nicht bestimmungsgemäßer Gebrauch, der sogenannte „Off-Label-Use" kann aus den Standardarbeitsanweisungen des Ärztlichen Leiters Rettungsdienst (ÄLRD) hervorgehen. Außerdem ist bei der Gabe von Medikamenten eine besonders sorgfältige und lückenlose Dokumentation zu führen. Dies betrifft nicht nur Betäubungsmittel (BTM) mit den jeweiligen gesetzlichen Vorgaben, sondern alle im Rettungsdienst verwendeten Medikamente – auch Infusionslösungen und medizinischer Sauerstoff.

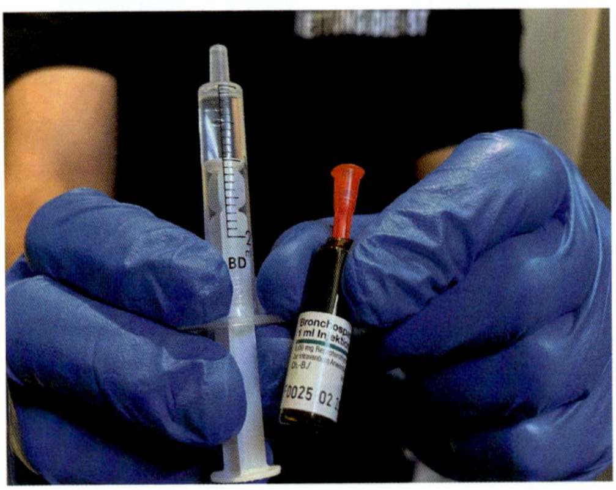

Abbildung 52:
In der Notfallmedizin werden Medikamente häufig aufgezogen und direkt verabreicht. Der letzte Abgleich von Ampulle und aufgezogenem Medikament erfolgt im Vier-Augen-Prinzip.
(Quelle: Mühlhoff, Nieste)

16 Massenanfall an Verletzten

Bei der Begrifflichkeit Massenanfall an Verletzten (MANV) denkt man zunächst an traumatische Ereignisse mit vielen Verletzten, wie ein verunfallter Reisebus, ein Zugunglück oder eine Massenschlägerei. Aber auch Massenerkrankungen durch verdorbene Lebensmittel oder durch Intoxikationen können zu einem MANV-Einsatz führen. Ebenfalls sind Massensuizide keine Seltenheit und fallen in diesen Bereich.

16.1 Ablauf und Aufgaben

5-T-Regel

Ein MANV-Einsatz läuft im Gegensatz zu einem Standard-Rettungsdiensteinsatz mit nur einem Patienten etwas anders ab. Die 5-T-Regel beschreibt die erforderlichen Maßnahmen bei einem Großschadensereignis und soll Struktur in das Einsatzgeschehen bringen.

T	Triage (Sichtung)
T	Treatment (Behandlung)
T	Transport
T	Take care (Betreuung)
T	Tactics (Führung)

Haben wir es mit einem Massenanfall an Verletzten zu tun, übernimmt in der Regel das ersteintreffende Rettungsmittel (meist RTW) die provisorische organisatorische Leitung und beginnt mit der Festlegung der Raumordnung und einer Schnellsichtung. Dabei werden die Betroffenen je nach Schweregrad der Verletzung/Erkrankung selektiert und meist mit einem farbigen Klettband gekennzeichnet. Die eigentliche Sichtung (Triage) wird durch ärztliches Personal (durch den Leitenden Notarzt (LNA)) an der Patientenablage (PA) durchgeführt. In diesem Zuge wird für jeden Patienten eine Anhängekarte mit entsprechender Sichtungskategorie[13] vergeben. Die verschiedenen MANV-Stufen hingegen sind je nach Rettungsdienstbereich unterschiedlich definiert. Dabei spielen auch die Bevölkerungsdichte und geographische Lage eine Rolle. Nach der Sichtung werden die Patienten zum Behandlungsplatz (BHP) verbracht. Dort wird nach der Erstversorgung über Transportpriorität, Transportziel und Transportmittel entschieden. Spontane Abtransporte sind zu vermeiden. Patienten mit der Sichtungskategorie 3 (Leichtverletzte/-erkrankte) werden in der Regel an einem Sammelplatz überwacht. Ein entsprechender Betreuungsplatz (ggf. Zelt, Halle etc.) ist einzurichten und personell zu bedienen. Eine wichtige Rolle spielt das letzte T für Tactics, welches auf eine funktionierende Führung hinweisen soll. Anders als beim Standard-Rettungsdiensteinsatz wird bei einem Großschadensereignis bzw. einer MANV-Lage im Idealfall von Anfang an eine organisatorische Leitung benötigt, um eine sinnvolle Raumordnung zu gewährleisten. Aber auch bei der Versorgung der Betroffenen benötigen wir nicht nur behandelndes Personal, sondern vor allem jemanden, der nach der Sichtung und Behandlung die Transporte inkl. entsprechender Klinikverteilung und Voranmeldung koordiniert.

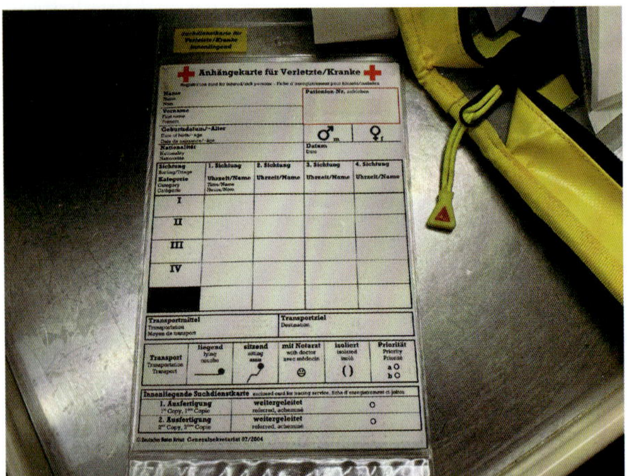

Abbildung 53: Patientenanhängekarte mit den verschiedenen Sichtungskategorien und weiteren Informationen (Quelle: Mühlhoff, Nieste)

13 S1 (rot): vitale Bedrohung, dringliche Sofortbehandlung; S2 (gelb): Schwerverletzte/-erkrankte, zunächst nicht vital gefährdet; S3 (grün): Leichtverletzte/-erkrankte, Sammelüberwachung; S4 (blau): infauste Prognose, abwartende Behandlung; S5 (schwarz): Tote

Wie aus der 5-T-Regel schon hervorgeht, sind die Aufgaben von Leitendem Notarzt (LNA) und Organisatorischem Leiter Rettungsdienst (OLRD/OrgL RD) im MANV-Einsatz sehr umfangreich und anspruchsvoll.

SICHTUNG

Das Schema SICHTUNG soll daher als Merkhilfe dienen, sodass keine der Aufgaben vergessen wird.

Schwerpunkte der medizinischen Therapie
KommunIkation
Patienten- und BettennaChweis
Führen operativer EinHeiten
Transport und Ziel festlegen
DokUmentation
Fahrzeug VerwaltuNg
Geforderte Fachdisziplin

Der Leitende Notarzt ist im Rahmen der Sichtung dafür zuständig, Schwerpunkte der medizinischen Therapie zu setzen und die Patienten so einer Sichtungskategorie zuzuordnen. Natürlich müssen diese Schwerpunkte entsprechend an die operativen Einheiten kommuniziert werden, sodass eine Weiterbehandlung erfolgen kann. Aber auch die Kommunikation zu anderen Führungskräften (Feuerwehr etc.) muss gewährleistet sein. Ein wesentlicher Bestandteil in MANV-Einsatz ist die Dokumentation. Für jeden Patienten muss ein Nachweis geführt werden. Das ist vor allem für den weiteren Weg, sprich den Transport und die klinische Behandlung wichtig. Da sich der Organisatorische Leiter vorrangig um die Raumordnung kümmert, verwaltet dieser auch die Fahrzeuge und vergibt in Abstimmung mit dem Arzt Transporte in die Krankenhäuser, die über die jeweils geforderte Fachdisziplin verfügen. Zusammengefasst ist der Organisatorische Leiter Rettungsdienst für die Logistik, Patientenverteilung und die Zusammenarbeit mit anderen Organisationen, wie Feuerwehr, Polizei etc. zuständig. Der Leitende Notarzt hingegen kümmert sich um die medizinische Versorgung, setzt Behandlungsprioritäten und macht eine Patientenzuweisung in den Zielkrankenhäusern.

17 Qualitäts- und Risikomanagement

Qualitäts- und Risikomanagement sind mittlerweile auch im Rettungsdienst wesentliche Bestandteile. Fast alle Rettungsdienste müssen mittlerweile nach der einschlägigen Norm für Qualitätsmanagementsysteme DIN ISO 9001 qualifiziert sein, um an Ausschreibungen teilnehmen zu können.

Im Qualitätsmanagement gibt es verschiedene Prozesse. Einer davon ist der kontinuierliche Verbesserungsprozess (KVP).

PDCA-Zyklus

Der PDCA-Zyklus, auch Deming-Kreis oder Shewhart-Cycle genannt, besteht aus vier Phasen und beschreibt eine Vorgehensweise zur kontinuierlichen Verbesserung. Erfunden wurde dieser Zyklus von dem US-amerikanischen Physiker Andrew Shewhart.

P	**Plan** (Planen)
D	**Do** (Durchführen)
C	**Check** (Prüfen)
A	**Act** (Verbessern)

Dieser Zyklus wird, ähnlich wie der Führungskreislauf, meist mehrere Male hintereinander durchlaufen. Zunächst gilt es, den bisherigen Prozess zu analysieren, um dann ein Konzept zu erstellen, wie dieser verbessert werden kann. Dabei sind die Ziele klar zu definieren. Im nächsten Schritt wird der erarbeitete Plan erstmalig umgesetzt, getestet und ggf. optimiert. Die Verbesserung ist bis dahin noch nicht fest etabliert. Dazu bedarf es zunächst weiterer Studien und Analysen, bei denen die Effekte der Verbesserung überprüft werden. Im Anschluss wird entschieden, ob die getroffenen Maßnahmen ausreichend wirkungsvoll sind oder weiter modifiziert und optimiert werden müssen. Letztendlich werden die Änderungen übernommen und der verbesserte Prozess als neuer Standard definiert.

Diese Art der kontinuierlichen Verbesserung ist auch im Rettungsdienst auf einige Prozesse, wie etwa das Beschaffungsmanagement von Verbrauchsartikeln, anzuwenden.

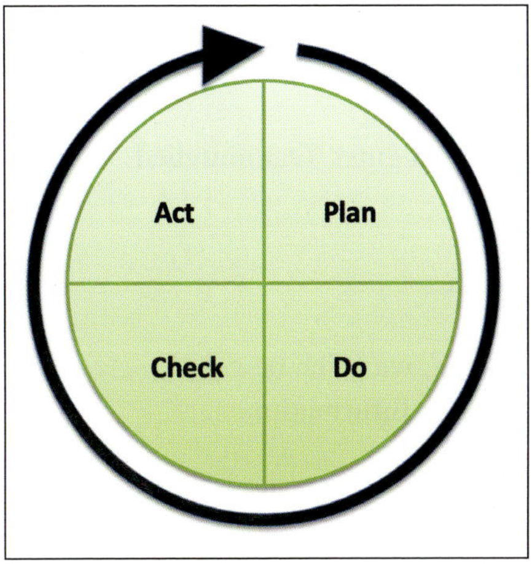

Abbildung 54:
Die vier Phasen des PDCA-Zyklus nach Shewhart. (Quelle: Mühlhoff, Nieste)

17.1 Crew Resource Management

Crew Resource Management (CRM) kommt ursprünglich aus der Luftfahrt und ist dort auch als Cockpit Resource Management bekannt. Ziel ist eine verbesserte Teamperformance, die für eine gute Zusammenarbeit unabdingbar ist.

Mittlerweile wird Crew bzw. Team Resource Management (TRM) auch in Rettungsleitstellen und der Notfallmedizin gelehrt und angewandt. Auch hier führt ein gelebtes CRM zu einer verbesserten Kommunikation und Kooperation. Die meisten Fehler in der Medizin sind auf menschliche Faktoren (human factors) zurückzuführen, welche durch entsprechende Ausbildung im Bereich CRM vermeidbar sind.

Crew Resource Management ist insofern auch als ein Teil des Qualitätsmanagements zu sehen und dient letztlich der Sicherheit des Patienten.

Leitsätze

Die Prinzipien des Crew Resource Managements werden in 15 Leitsätzen nach Rall und Gaba zusammengefasst.

1	**Kenne deine Arbeitsumgebung.**
2	**Antizipiere und plane voraus.**
3	**Hilfe anfordern, lieber früher als spät.**
4	**Übernimm die Führungsrolle oder sei ein gutes Teammitglied mit Beharrlichkeit.**
5	**Verteile die Arbeitsbelastung.**
6	**Mobilisiere alle verfügbaren Ressourcen (Personen und Technik).**
7	**Kommuniziere sicher und effektiv – sag, was dich bewegt.**
8	**Beachte und verwende alle vorhandenen Informationen.**
9	**Verhindere und erkenne Fixierungsfehler.**
10	**Habe Zweifel und überprüfe („double check“, nie etwas annehmen).**
11	**Verwende Merkhilfen und schlage nach.**
12	**Re-evaluiere die Situation immer wieder (wende das 10-Sekunden-für-10-Minuten-Prinzip an).**
13	**Achte auf gute Teamarbeit – andere unterstützen und koordinieren.**
14	**Lenke deine Aufmerksamkeit bewusst.**
15	**Setze Prioritäten dynamisch.**

Auch wenn diese Prinzipien relativ leicht anzuwenden sind, bedarf es für die Umsetzung im Einsatz einer systematischen und kontinuierlichen Aus- bzw. Fortbildung. Nur durch regelmäßige Simulations-Trainings können im Ernstfall „worst case“-Szenarien sicher beherrscht werden. Nach dem Motto *„Dream teams are made, not born“* gilt es mithilfe des Crew Resource Managements die Teamperformance zu trainieren.

10-Sekunden-für-10-Minuten-Prinzip bzw. 10 for 10

Einer der CRM-Leitsätze lautet: „Re-evaluiere die Situation immer wieder“ und zielt auf das 10-Sekunden-für-10-Minuten-Prinzip ab. Umgangssprachlich wird es auch kurz „10 for 10“ genannt und beruht auf dem Grundsatz *„Stehe still und sammle dich“*.

Diagnose! Problem? Stop!
10 Sekunden nachdenken:
Hauptproblem? Fakten? Team? Planen! Verteilen! Rückfragen?
Handeln für mind. die nächsten 10 Minuten!

Vor allem in Stresssituationen ist es wichtig, einen Plan zu haben und zu wissen, was man tut bzw. was zu tun ist. Das 10-Sekunden-für-10-Minuten-Prinzip soll dann helfen, wenn man den roten Faden verloren hat und nicht mehr weiter-

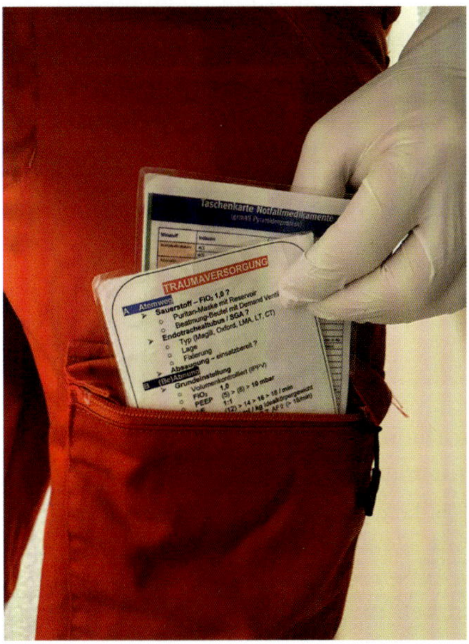

Abbildung 55:
CRM-Leitsatz 11: Verwende Merkhilfen und schlage nach. Taschenkarten für beispielsweise Medikamentendosierung und Beatmungsparameter sind nützliche Tools und dürfen verwendet werden.
(Quelle: Mühlhoff, Nieste)

weiß. Es soll dazu auffordern, 10 Sekunden lang ruhig und besonnen nachzudenken, um die nächsten 10 Minuten klar strukturiert und effizient arbeiten zu können.

Besonders bei der Versorgung eines Notfallpatienten kann nach dem Durchlauf des ABCDE-Schemas (vgl. Seite 66) ein kurzes „10 for 10“ im Team helfen, die erfolgten Maßnahmen zu überprüfen und die noch erforderlichen Dinge abzustimmen. In dem Fall ist es als Team-Time-Out zu verstehen.

Menschlicher Faktor

Unter dem Begriff „menschliche Faktoren“ (human factors) sind verschiedene psychische, kognitive und soziale Einflussgrößen zu verstehen. Sie sind für unser Handeln und unsere Leistungsfähigkeit relevant.

CESAR-Konzept

Das CESAR-Konzept, entwickelt von Daniel Marx, stellt die Elemente dar, die unsere Leistung beeinflussen. Sie dienen vor allem der Selbstreflexion und zur Optimierung der eigenen Leistung.

C	**Competence** (Kompetenz)
E	**Experience** (Erfahrung)
S	**Skills** (Fähigkeiten)
A	**Awareness** (Aufmerksamkeit)
R	**Resources** (Ressourcen)
=	**Performance** (Leistung)

Kompetenz zielt hauptsächlich auf das vorhandene Fachwissen und setzt eine stetige Aus- und Fortbildung voraus. Erfahrung muss man sammeln. Das funktioniert in der Regel nicht von jetzt auf gleich. Wichtig dabei ist, aus Fehlern zu lernen. Mit Skills ist die Fähigkeit gemeint, gewisse Techniken und Manöver zielgerichtet einzusetzen. Dies kann durch entsprechende Übungen und Simulationen trainiert werden. Volle Aufmerksamkeit und ein hohes Maß an Konzentration sind Voraussetzung, um Risiken und Fehler beurteilen und erkennen zu können. Ressourcen können sowohl personellen als auch materiellen Umfang haben. Sie müssen klar kommuniziert und effektiv eingesetzt werden, um in Kombination entsprechend leistungsfähig zu sein.

Neben diesen leistungsbeeinflussenden Elementen spielt auch die persönliche Verfassung eine große Rolle, wenn es um die Einsatzfähigkeit geht. „Performance shaping factors", sprich Leistungs-modulierende Faktoren können unterschiedliche Ursprünge haben.

AM I SAFE?

Mit der Fragestellung „AM I SAFE?" kann sich jeder selbst hinsichtlich seiner Leistungs-modulierenden Faktoren überprüfen.

A	**Attitude** (eigene Motivation/Einstellung)
M	**Medikation** (Medikamenteneinfluss)
I	**Ilness** (Krankheit)
S	**Stress** (beruflicher/privater Stress)
A	**Alcohol** (Alkohol-/Drogeneinfluss)
F	**Fatique** (Schlafdefizit/Erschöpfung)
E	**Eating** (Hunger/Durst/Nikotinmangel)

Dieses Akronym ist durch die Übersetzung ins Deutsche im Grunde genommen selbsterklärend und zielt auf die physiologischen Grundbedürfnisse, wie sie der amerikanische Psychologe Abraham Maslow beschrieben hat.

Sicherlich gibt es im Rettungsdienst durchaus Situationen, in denen ein oder mehrere Faktoren bzw. Bedürfnisse temporär unerfüllt bleiben. Beispielsweise das warme Essen, was man bei einem Alarm auf dem Teller zurücklassen muss, oder aber auch das Schlafdefizit, welches in einer 24-h-Schicht mit zweistelligen Einsatzzahlen fast vorprogrammiert ist. Wichtig ist jedoch, nicht schon hungrig, müde, erschöpft und unmotiviert einen Einsatzdienst anzutreten. Auch körperlich sollte man für alle Eventualitäten fit sein und sich keinesfalls krank fühlen. Und auch wenn sich Frühstück und Mittagessen aufgrund von Einsätzen verschieben, sollte man unterm Strich in einem angemessenen Zeitraum dazu kommen, die Grundbedürfnisse wieder zu befriedigen.

17.2 Zwischenfallmanagement

Zwischenfallmanagement beginnt nicht erst, wenn es zu einem Zwischenfall gekommen ist, sondern idealerweise schon im Vorfeld durch entsprechende Vorbereitung.

5-P-Regel

Die 5-P-Regel besagt, dass eine gute Vorbereitung schlechte Leistung verhindern kann.

P	**Proper** (Gute)
P	**Preparation** (Vorbereitung)
P	**Prevents** (verhindert)
P	**Poor** (schlechte)
P	**Performance** (Leistung)

Auf den Rettungsdienst bezogen sind das einerseits organisatorische Vorbereitungen, wie beispielsweise ein nach Checkliste übernommener Rettungswagen. Dazu gehören u.a. die Kontrolle von Defibrillator, Notfallrucksack inkl. Medikamente, ein Funktionstest des Beatmungsgeräts aber auch eine Überprüfung des Fahrzeugs nach dem WOLKE-Schema (vgl. Seite 12). Aber auch Absprachen hinsichtlich Kompetenzen und Verantwortlichkeiten in bestimmten Einsatzsituationen sind zu treffen, etwa für eine Reanimationssituation. Wer fängt mit der Herzdruckmassage an und wer geht an den Kopf? Gerätemanagement – was wird benötigt und was steht wo? Auch hier dienen regelmäßige Übungen einer guten Vorbereitung und führen letztlich zu einer guten Teamarbeit am Patienten.

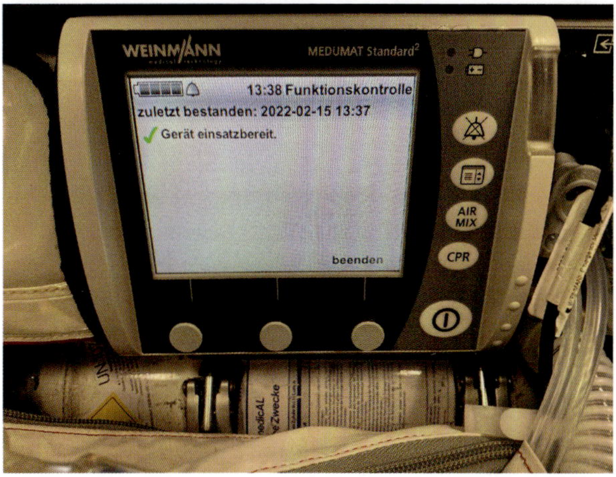

Abbildung 56:
Gut vorbereitet: Das Beatmungsgerät hat den Funktionstest bestanden und ist einsatzbereit.
(Quelle: Mühlhoff, Nieste)

Literatur- und Quellenverzeichnis

Feuerwehr

Allinger P.: AIRBAG-Regel – Sechs Faustregeln für mehr Sicherheit!, Stand: 05/2010, Onlinepublikation, Technische Hilfeleistung Info, http://www.technische-hilfeleistung.info/2010/05/16/airbag-regel-sechs-faustregeln-fuer-mehr-sicherheit/

Ausschuss Feuerwehrangelegenheiten, Katastrophenschutz und zivile Verteidigung (AFKzV): FwDV 1, Grundtätigkeiten, Lösch- und Hilfeleistungseinsatz, Reihe: Feuerwehr-Dienstvorschriften (FWDV) Band 1, Kohlhammer Deutscher Gemeindeverlag, Stuttgart 2007

Ausschuss Feuerwehrangelegenheiten, Katastrophenschutz und zivile Verteidigung (AFKzV): FwDV 3, Einheiten im Lösch- und Hilfeleistungseinsatz, 2. Auflage, Reihe: Feuerwehr-Dienstvorschriften (FWDV) Band 3, Kohlhammer Deutscher Gemeindeverlag, Stuttgart 2008

Ausschuss Feuerwehrangelegenheiten, Katastrophenschutz und zivile Verteidigung (AFKzV): FwDV 7, Atemschutz, 4. Auflage, Reihe: Feuerwehr-Dienstvorschriften (FWDV) Band 7, Kohlhammer Deutscher Gemeindeverlag, Stuttgart 2018

Ausschuss Feuerwehrangelegenheiten, Katastrophenschutz und zivile Verteidigung (AFKzV): FwDV 500, Einheiten im ABC-Einsatz, 2. Auflage, Reihe: Feuerwehr-Dienstvorschriften (FWDV) Band 500, Kohlhammer Deutscher Gemeindeverlag, Stuttgart 2012

Becht S., Bittner R., Ohmstede A., Pfeiffer A., Roßdeutscher R. (Hrsg.): Lehrbuch der radiologischen Einstelltechnik, 7. Auflage, Springer, Berlin 2019

Buchold C., Naujoks F.: Atemschutznotfallstaffel, Vom Sicherheitstrupp zur ANS/ANTS, 1. Auflage, Reihe: Fachwissen Feuerwehr, ecomed SICHERHEIT, Landsberg 2018

Cimolino U., Südmersen J., Neumann N.: Vegetationsbrandbekämpfung, 3. Auflage, Reihe: Standard-Einsatz-Regeln, ecomed SICHERHEIT, Landsberg 2019

Desmet K.: Den Brand lesen (übersetzt von Ridder A.) https://www.atemschutzunfaelle.de/download/Ausbildung/RLWF_deutsch.pdf

Freiwillige Feuerwehr Stadt Obertshausen: Firefighter Down: CPR (Cardiopulmonary Resuscitation), Reanimation eines verunfallten Atemschutzgeräteträgers, http://feuerwehr-stadt-obertshausen.de/fileadmin/daten-redakteure/Ausbildung/Firefighter%20Down%20CPR%20-%2010%20Schritte.pdf

Gerhards F., Volkmar G.: Hygiene im Feuerwehralltag, 1. Auflage, Reihe: Quickcheck, ecomed SICHERHEIT, Landsberg 2021

Gerhards F., Volkmar G.: ABC-Einsatz, 1. Auflage, Reihe: Quickcheck, ecomed SICHERHEIT, Landsberg 2018

Kemper H.: Baukunde, 2. Auflage, Reihe: Fachwissen Feuerwehr, ecomed SICHERHEIT 2007

Kemper H.: Physische und psychische Belastungen im Einsatz, 1. Auflage, Reihe: Fachwissen Feuerwehr, ecomed SICHERHEIT 2021

Knopf C.: Einsatzlehre und -taktik im Brandeinsatz, Stand: 02/2016, Landesfeuerwehrschule Baden-Württemberg, Bruchsal, https://www.lfs-bw.de/fileadmin/LFS-BW/themen/lernunterlagen/f3/dokumente/F3_Brandeinsatz.pdf

Müller F.: Einsatztaktik für die Feuerwehr, Hinweise zur Ventilation bei Brandeinsätzen, Stand: 09/2016, Landesfeuerwehrschule Baden-Württemberg, Bruchsal, https://www.lfs-bw.de/fileadmin/LFS-BW/themen/taktik/brand/dokumente/Hinweise_Ventilation.pdf

Ridder A., Reeker C., Unger J., Horn I.: LAGE – Merkschema für den Sicherheitstrupp im Atemschutzeinsatz, Brandschutz Deutsche Feuerwehr-Zeitung 2/08, https://www.atemschutzunfaelle.de/download/Ausbildung/Brandschutz-02-2008-LAGE-Schema.pdf

Südmersen J., Cimolino U.: Brandbekämpfung im Innenangriff, 1. Auflage, Reihe: Standard-Einsatz-Regeln, ecomed SICHERHEIT, Landsberg 2014

Südmersen J.: Feuerwehrhandwerk, Wallenhorst, www.feuerwehrhandwerk.de

Südmersen J., Cimolino U., Heck J.: Hilfeleistungseinsatz bei Verkehrsunfällen, 4. Auflage, Reihe: Standard-Einsatz-Regeln, ecomed SICHERHEIT, Landsberg 2017

Unger J., Beneke N.: HAUS-Regel, Die speziellen Einsatzgrundsätze für Hubrettungsfahrzeuge im Einsatzschema für Hubrettungsfahrzeuge, Ausgabe 8, Stand: 03/2020, GFBA Gesellschaft für Brandschutzausbildung, Hamburg 2020, https://www.drehleiter.info/wp-content/uploads/HAUS-Regel-8.pdf

Vereinigung zur Förderung des deutschen Brandschutzes e.V. (vfdb): Merkblatt „Technische-medizinische Rettung nach Verkehrsunfällen“, Merkblatt zur Richtlinine 06/01, Stand: 03/2020, https://www.vfdb.de/fileadmin/download/merkblatt/Merkblatt_06_01_03_2020.pdf

Rettungsdienst

Angermeier G.: PDCA-Zyklus, Stand: 05/2016, Projektmagazin, https://www.projektmagazin.de/glossarterm/pdca-zyklus

Campbell J.: Präklinische Traumatologie, 5. Auflage, International Trauma Life Support (ITLS), https://docplayer.org/59805330-Patientenuntersuchung.html

Deutsche Gesellschaft für Unfallchirurgie: S3 – Leitlinie Polytrauma / Schwerverletzten-Behandlung, AWMF Register-Nr. 012/019, Stand: 07/2016, https://www.awmf.org/uploads/tx_szleitlinien/012-019l_S3_Polytrauma_Schwerverletzten-Behandlung_2017-08.pdf

DocCheck Flexicon, Medizinlexikon, Köln, www.doccheck.com

Drogge A.: Retterpedia, Erklärvideos zu Feuerwehr- und Rettungsdienstthemen, www.youtube.com/retterpedia

Fandler M.: DOPE! Oder: der akute Beatmungsnotfall, Stand: 06/2018, Nerdfallmedizin, https://nerdfallmedizin.blog/2018/06/30/dope-oder-das-akute-beatmungsproblem/

Geiss-Mayer G.: Krisenintervention in der Palliativmedizin, Onlinepräsentation, https://slideplayer.org/slide/11813775/

Juwo: TCA: Drücken ist zwecklos, Stand: 01/2019, https://dasfoam.org/2019/01/26/druecken-ist-zwecklos/

Künzel G.: MANV im Rettungsdienst, Stand: 2008, http://www.sanzug-guestrow.de/download/MANV_nonregional.pdf

Lechner R., Lampl L., Treffer D.: Notfallbehandlung von Beckenverletzungen, Reihe: Zusatzweiterbildung Notfallmedizin, Georg Thieme, Stuttgart 2017, https://www.thieme-connect.com/products/ejournals/pdf/10.1055/s-0043-109043.pdf

Luxem J., Runggaldier K., Karutz H., Flake F. (Hrsg.): Notfallsanitäter Heute, 7. Auflage, Lehrbuch, Elsevier, München 2020

Michelmann P., Schweiker S.: Schritt für Schritt: Orientierende Ganzkörperinspektion beim Traumapatienten, Onlinepublikation, Georg Thieme, Stuttgart 2016, https://www.thieme-connect.de/products/ejournals/html/10.1055/s-0042-103361?update=true

Moecke H., Marung H., Oppermann S. (Hrsg.): Praxishandbuch Qualitäts- und Risikomanagement im Rettungsdienst, MWV Medizinisch Wissenschaftliche Verlagsgesellschaft, Berlin 2013, https://www.inpass.de/fileadmin/user_upload/Rall_CRM_in_Moecke_QM_im_Rettungsdienst_Kap.8.pdf

Timmermann A.: CRM – Nur etwas für die Luftfahrt?, Stand: 05/2007, Arbeitsgemeinschaft Fortbildung im Rettungsdienst Südniedersachsen, Göttingen, http://www.rettungsmedizin-fortbildung.de/downloads/Vortraege/pdf/2007-05-02_crm_timmermann.pdf

Trappe H., Schuster H.: EKG-Kurs für Isabel, 8. Auflage, Fachbuch, Georg Thieme, Stuttgart 2020

Triphaus C.: Strukturierte Patientenübergabe/-übernahme in der Notfallmedizin, Onlinepublikation, Georg Thieme, Stuttgart 2020, https://www.thieme-connect.com/products/ejournals/html/10.1055/a-0976-2325

Xavier: PECH-Regel bei (Sport)Verletzungen – eine überholte Regel, die nicht auf den neusten wissenschaftlichen Erkenntnissen beruht?, Stand: 01/2020, https://integrative-akupunktur.ch/pech-regel/

Stichwortverzeichnis